B型小將の輕盈瘦身術

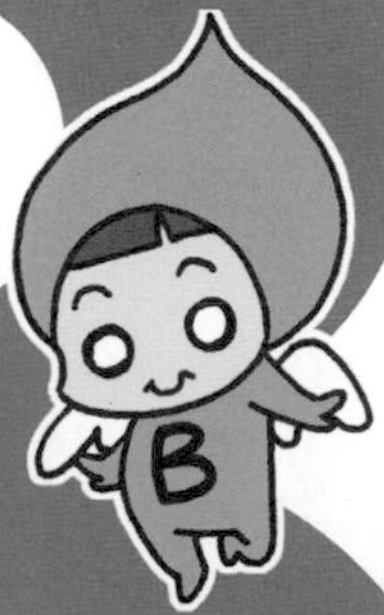
感謝爸媽！
我是愛吃起司的B型！

作者 中島旻保
譯者 張智淵

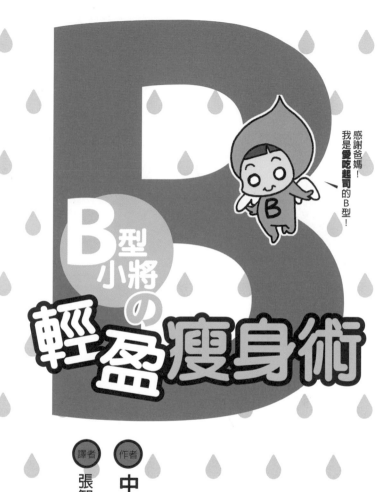

B 小將 型

「常見」的NG瘦身術

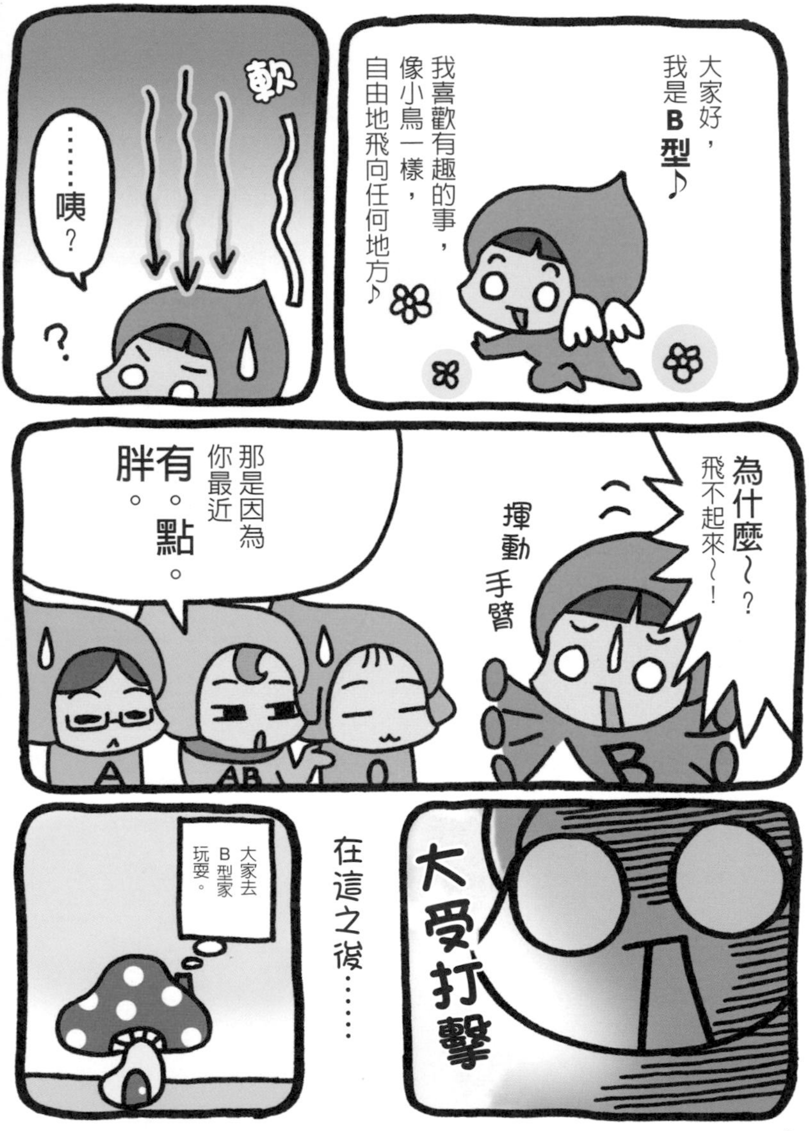
大家好，
我是B型♪
我喜歡有趣的事，
像小鳥一樣，
自由地飛向任何地方♪
軟
……咦？
為什麼～？
飛不起來～！
揮動手臂
那是因為
你最近
有。點。胖。
大受打擊
在這之後……
大家去
B型家
玩耍。

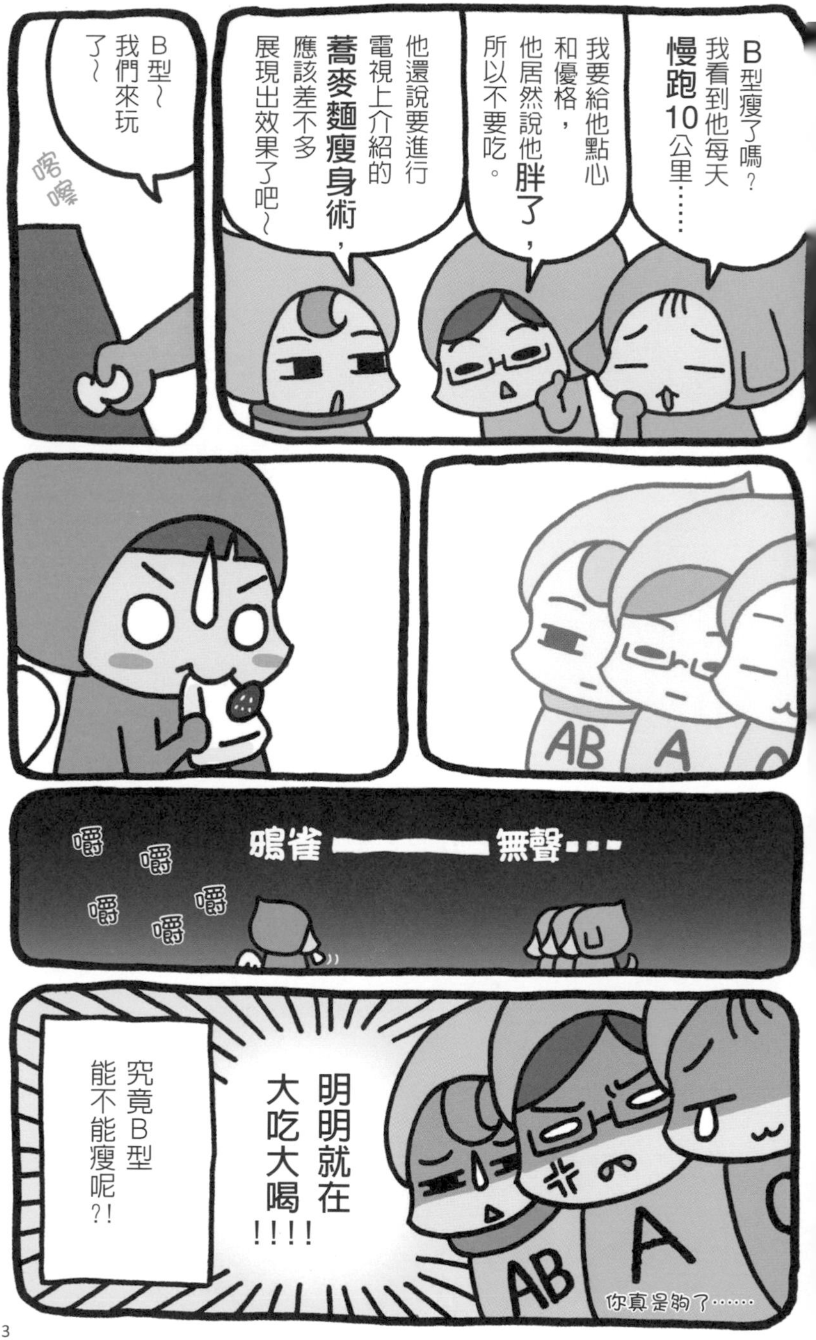
B型瘦了嗎？我看到他每天慢跑10公里……
我要給他點心和優格，他居然說他胖了，所以不要吃。
他還說要進行電視上介紹的蕎麥麵瘦身術，應該差不多展現出效果了吧~
B型~我們來玩了~
喀嚓
AB
A
嚼 嚼 嚼 嚼 嚼
鴉雀——無聲…
明明就在大吃大喝!!!!
究竟B型能不能瘦呢?!
AB
A
你真是夠了……

Contents

血型瘦身術 B型小將輕盈瘦身術

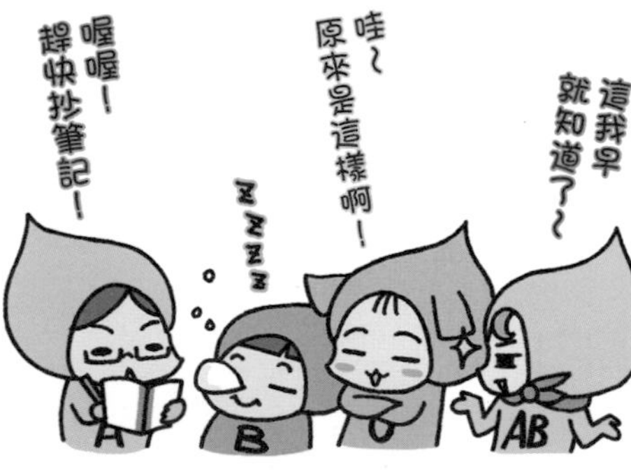

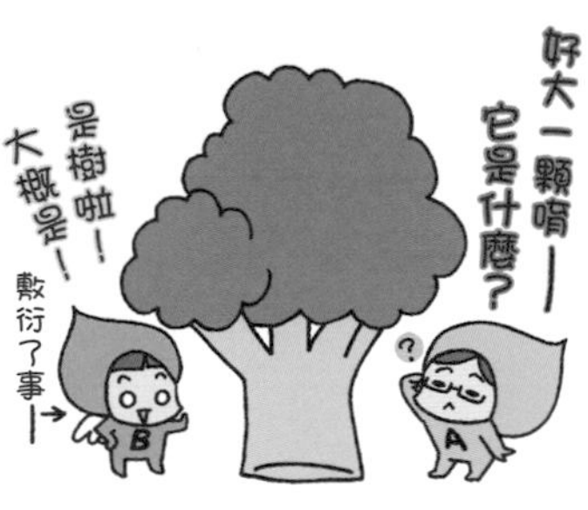
好大一顆唷——
它是什麼？
是樹啦！
大概是！
敷衍了事→

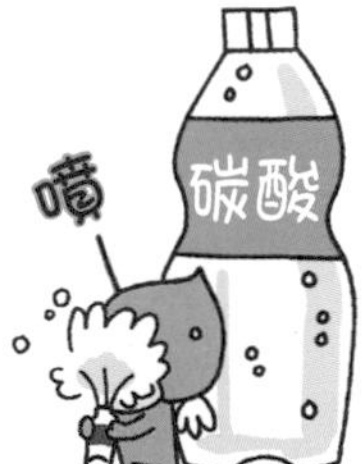
噴
碳酸

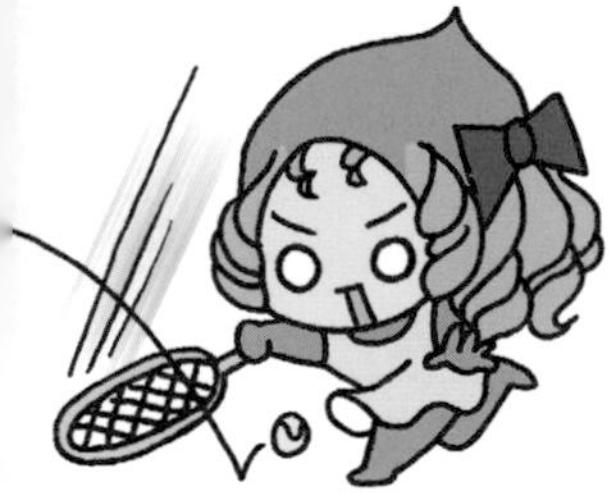

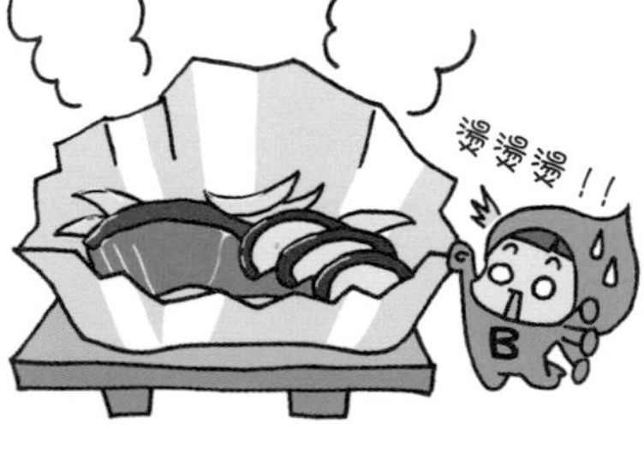
煽煽煽!!

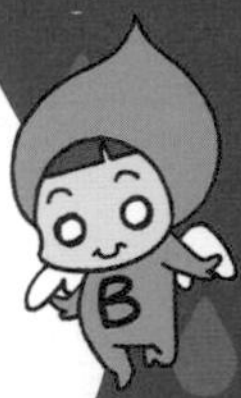

1

血型和身體之間令人意外的關係

血型基本上分成 A、B、O、AB 四種，每個人身上都流著其中一種血液。其實，「血型」掌握了瘦身的關鍵。採取「血型瘦身術」能夠塑造健康的身體以及迷人的體態。首先在這一章解說其理論基礎。

理論 1

血型不只決定個性！

瘦不下來說不定是因為血型！

「那個人吃得比我多很多，為什麼不會發胖呢？」

「為什麼電視上熱烈討論的○○瘦身術，對我不太有用？」

你是否曾經像這樣感到疑惑？

即使吃相同的分量、相同的食物，有的人會發胖，有的人不會發胖。就算實踐○○瘦身術，有的人瘦得下來，有的人瘦不下來。為什麼會產生這種差異呢？

那是因為人各自具有不同的體質。

A一吃肉，腹部馬上就會囤積脂肪。可是，B一吃肉，代謝率就會提高，身體狀況也會變好。這種案例並不罕見。如果體質不同，就不能採取一樣的瘦身術。

「那麼，該怎麼做才能知道自己的體質呢？」

關鍵就在於「血液」。

人透過血液流動維持生命。血液會將氧氣和營養素帶到全身，促進身體健康，因此血液決定了一個人的體質。然而，

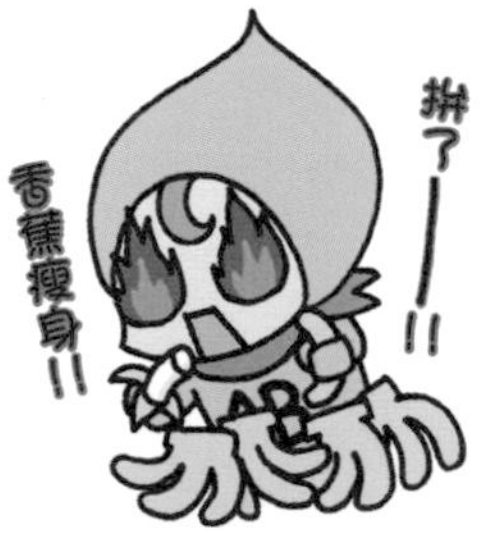

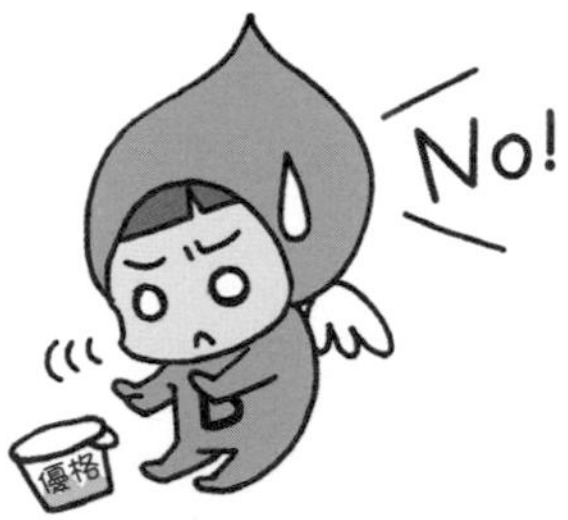

若想分析血液，檢查所有食材是否適合自己，勢必要花一筆龐大的費用。更何況就現實而言，不可能為了瘦身而去做血液分析。

因此，應該關注的是**「血型」**。

美國從以前就廣泛地研究透過血型區分體質的方法。A型的人吃什麼容易發胖、吃什麼不容易發胖？B型、O型、AB型的人又是如何……等各種血型的差異。

本書中的「血型瘦身術」是將奠定於這種研究結果的飲食療法，予以改良。不必想吃什麼卻強迫自己克制，或者減少飲食量。**只要注意盡量選擇適合自己血型的食材，飲食均衡即可**。

如果實踐這種瘦身術，你的身體會慢慢變得既「健康」又「緊實」，並在「不知不覺間」，感受到體重「自動」下降。

許多想瘦身的人，會先在意吃的「量」。然而，在瘦身過程中，真正重要的不是「量」，而是「質」，也就是吃的內容。

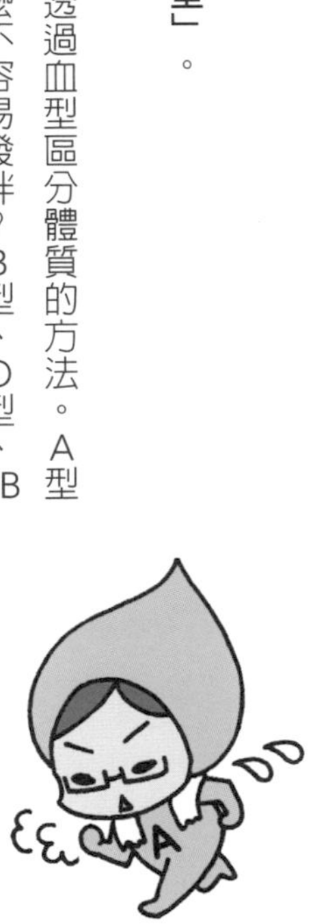

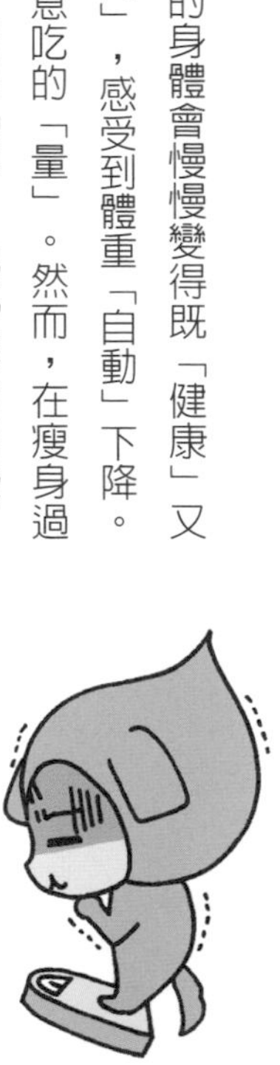

血型瘦身術不刻意、不勉強，才能持之以恆！

本書中解說的「血型瘦身術」是透過選擇食材食用，達到讓身體更健康的目標。透過這麼做，會**從體內活化身體，以身體原本具有的力量，自然提高代謝率**。結果，不必強迫自己克制、刻意減少飲食量就能自然地瘦下來，而且不用擔心會復胖。

或許有人會認為：「我之前不管怎麼努力都沒用，我才不相信不克制食慾就能瘦下來。」限制飲食、極端地降低攝取熱量的「斷食瘦身術」，復胖的可能性非常高。然而，「血型瘦身術」是以從根本調理體質為目標，大約一週後，最慢一個月後，即使沒有減少飲食量，無論是從體重或從身體的線條變化，都能看出效果。

此外，也有人在瘦身的過程中，只在意體重和ＢＭＩ（身體質量指數）等數值。然而，如同每個人長得都不一樣，脂肪和肌肉的比例、骨質密度也都各不相同。數值充其量只不過是顯示你的身體狀態的一項指標罷了。

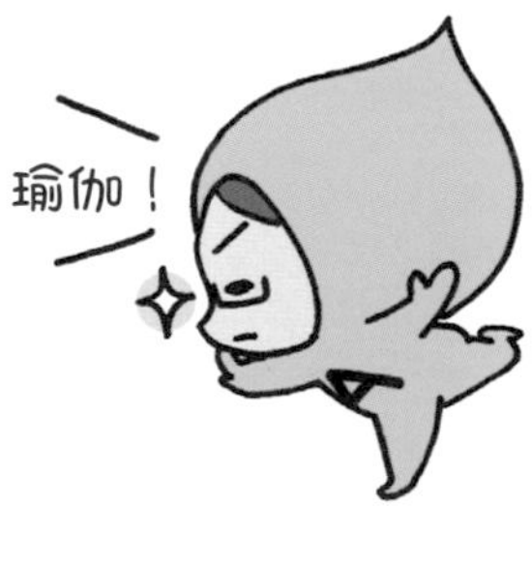

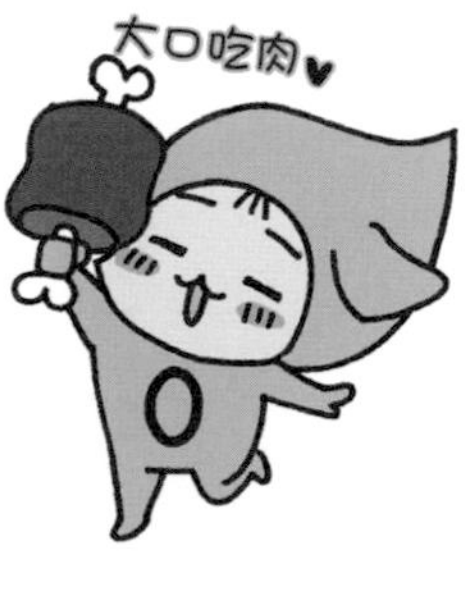

那麼，該以什麼為目標瘦身呢？

那就是**你的身體「外觀」**。

飲食生活中若是犯了一堆錯，就會造成上臂和腹部肥胖，或者瘦到皮包骨，皮肉下垂，導致體形走樣。如果不運動，只靠限制飲食瘦下來，儘管BMI屬於瘦子型，體形也和理想相去甚遠。

也就是說，要瞭解自己的身體，比起數值，「外觀」才是最好的方法。

「血型瘦身術」中，沒有「光吃某個食材就是好的」理論，相對地，也沒有絕對不能吃的食材。光是以適合自己血型的食材為主，實踐均衡「質」佳的飲食生活，身形自然就能變得緊實。然後，達到接近滿意的理想體形。

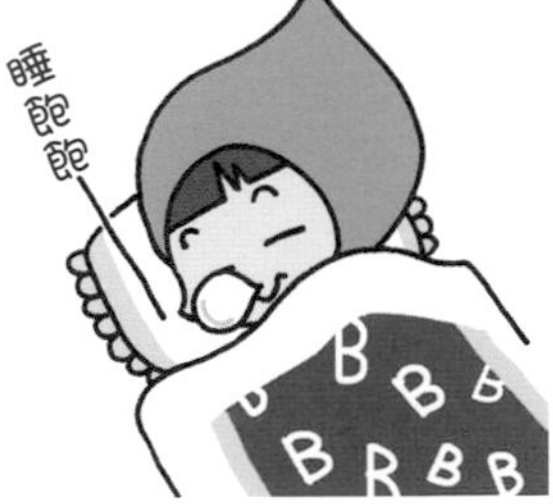

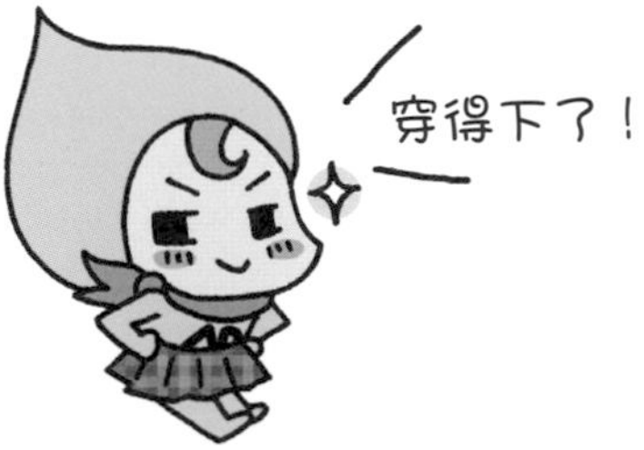

瘦身的根據在於血型的起源！

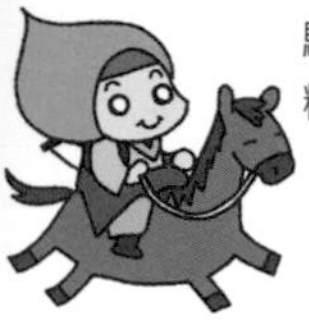

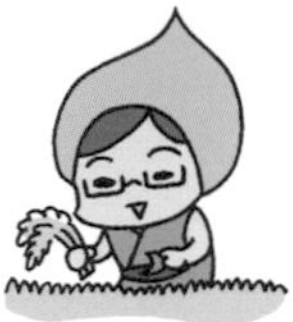

游牧民族

誕生於約 15000 年前。騎馬游牧而居，主要吃糧食的民族。

農耕民族

誕生於約 20000 年前。開始農耕，吃穀物和農產品的民族。

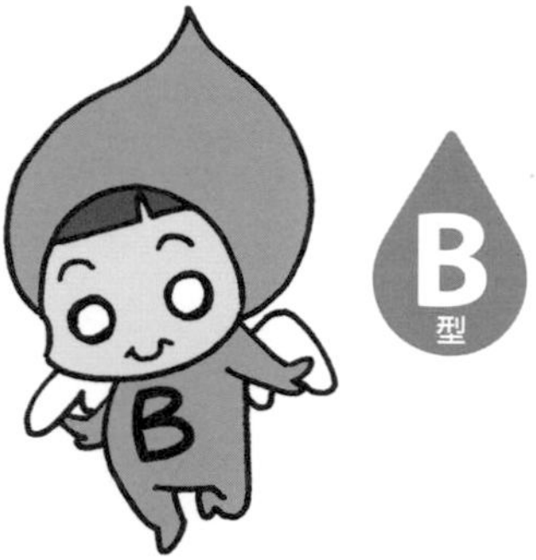

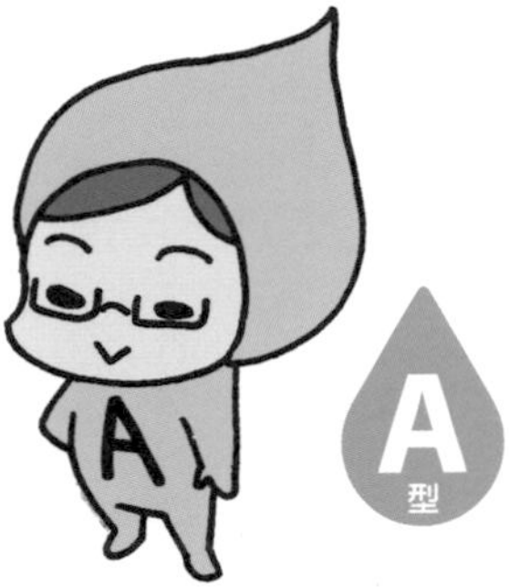

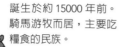

適合羊肉和乳製品的體質

繼承了游牧民族的性質，所以身體適合羊肉和牛奶、優酪等乳製品。比其他血型更易適應環境的變化，身體強壯。

適合蔬菜和米飯的體質

日本人當中，最多的血型。具有農耕民族的性質，所以適合植物性的食物。吃蔬菜比吃肉適合、吃米飯比吃小麥適合。

地球上最先誕生的是O型

人類的血型大致上可分類為A、B、O、AB。這四種血型和人類的進化息息相關。

世界上最多的血型是O型。約四萬年前，非洲大陸上出現了據說是現在人類祖先的克魯馬儂人。

他們幾乎都是O型，身為「狩獵民族」的他們吃肉維生。

西元前兩萬五千年至一萬五千年左右，從亞洲到中東的地區誕生了A型的「農耕民族」。他們對於穀物和農產品具有抵抗力，發展成具有和狩獵時代的人不同消化系統、免疫系統

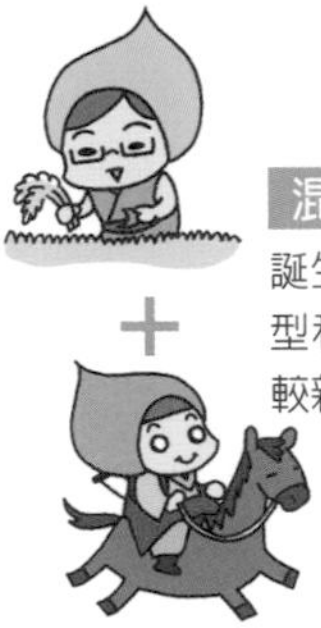

混合民族

誕生於約 1000 年前，A 型和 B 型的混血，類型較新的民族。

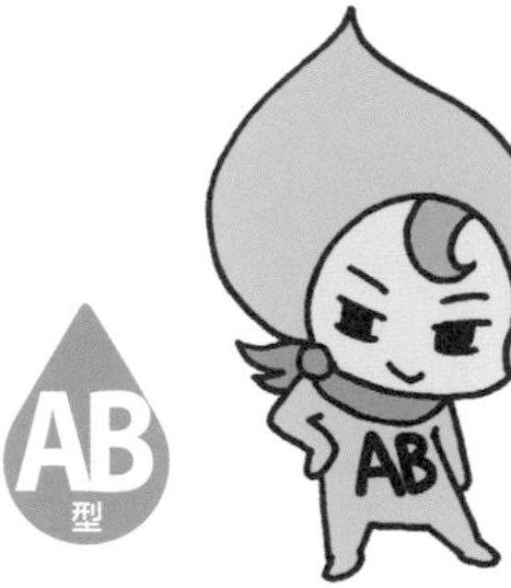

農耕＋游牧民族的體質

世界上最少、最新的血型。繼承了 A 型和 B 型雙方的性質，特徵是能夠臨機應變地因應飲食生活的變化。

狩獵民族

誕生於約 40000 年前，最早的人類。打獵維生的民族。

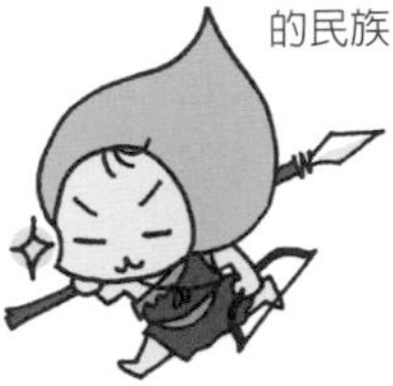

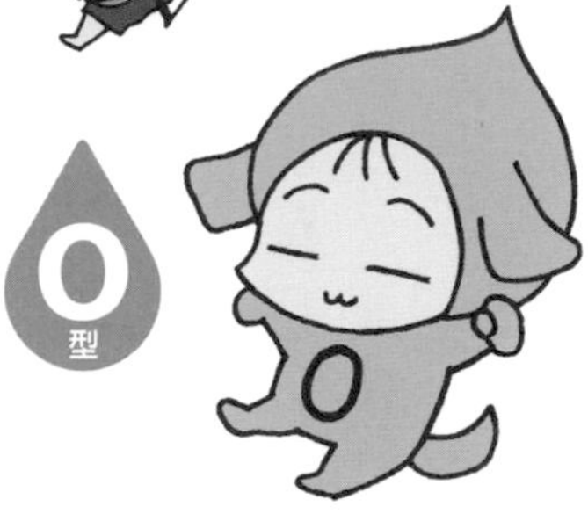

吃肉也不會胖的體質

台灣人當中，最多的血型，世界亦然。狩獵民族對於容易滋生雜菌和病毒的肉類具有抵抗力，所以 O 型吃肉也不易發胖。

的民族。

而在西元前一萬五千年至一萬年左右，在現在的巴基斯坦和印度周邊的喜瑪拉雅山岳地帶，誕生了B型的游牧民族。他們變成了從家畜的肉乾和乳製品等糧食攝取蛋白質的體質。

最後出現的是AB型。AB型在世界上非常少，不到5%，距今一千至一千兩百年左右以前並不存在，是較新的血型。AB型是經由A型和B型的混血而誕生，是「混合民族」，繼承了A型和B型雙方的特徵，可說是體質均衡的血型。

理論 2

每種血型都有適合、不適合的食物

即使吃相同的食物，也有血型不會胖

四種血型具有各自的性質，有適合的成分和不適合的成分。如果以為「對身體好」、「能瘦下來」，**每天吃不適合自己血型的食物，等於是吃下了「毒藥」，會導致身體失衡。**

「食物過敏」是指身體對於原本無害的食物產生過度反應。人的身體一旦判斷為「異物」，經常就會引發意想不到的反應。

其實，血型不同的我們，各自的身上也會發生一樣的事。即使是相同的食材，可能對於某種血型是身體的「養分」，但對於某種血型而言則是危險的「毒藥」。而不知不覺吃下的「毒藥」，恐怕會在我們沒有察覺的期間累積在身體裡，導致攝取過量。那麼，**對於自己的血型而言，什麼東西會變成「養分」，什麼東西會變成「毒藥」呢？事先知道這一點，對於飲食生活和體重管理是非常重要的一件事。**

眾人熱烈討論的瘦身術，

不見得人人有效？

世上有許多號稱「只要吃××就能瘦」的單一食物瘦身術。然而，也有人「吃了××之後反而變胖」、「吃太多而拉肚子」。那是因為食材依血型而定，會變成「養分」，也會變成「毒藥」。如果持續採取不適合自己體質的單一食物瘦身術，有時候反而會對身體造成負面影響，千萬要小心。

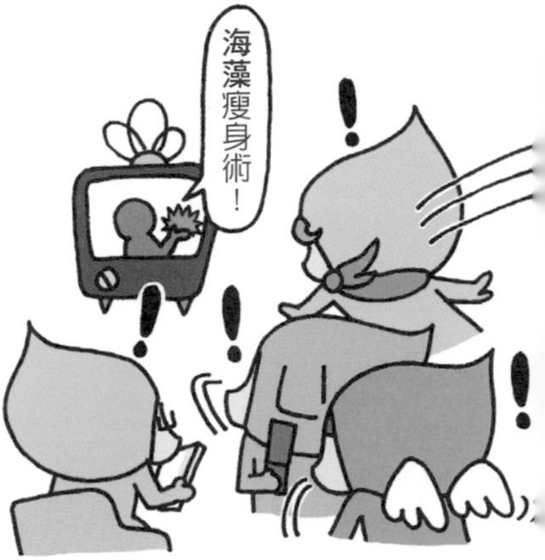
海藻瘦身術！

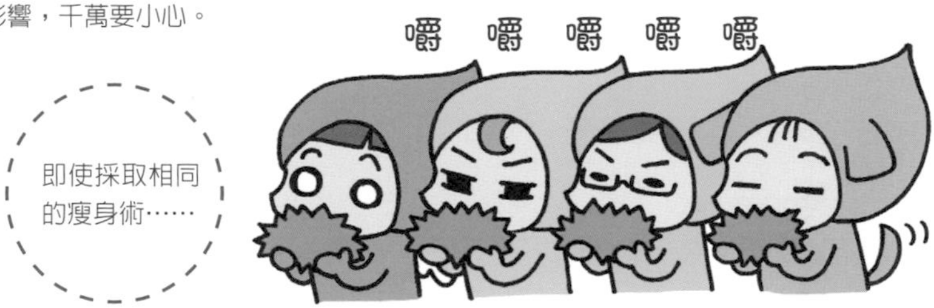
嚼 嚼 嚼 嚼 嚼
即使採取相同的瘦身術……

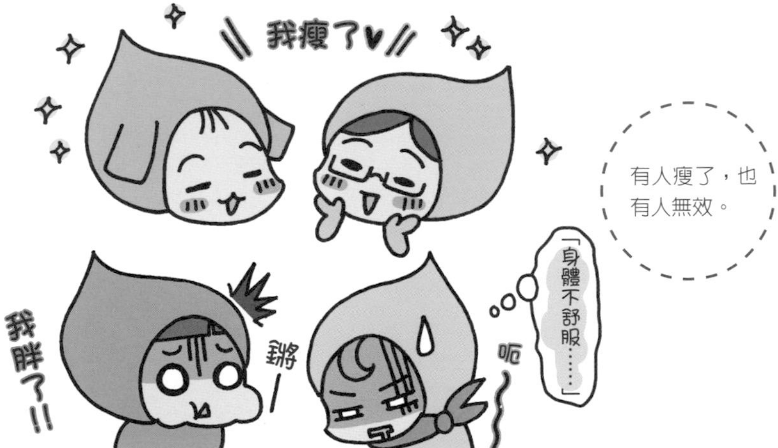
我瘦了♥
有人瘦了，也有人無效。
我胖了!!
鏘—
呃—
「身體不舒服……」

掌握關鍵的是食物中所含的「凝集素」

食材是否適合血型，取決於食物中常見的單一性蛋白質——凝集素，它決定了食材會成為「養分」，或者成為「毒藥」。

西元一八八八年，凝集素從可以作成蓖麻油等的原料——蓖麻籽中被發現。若是將萃取自蓖麻籽的成分和血液混合，凝集素就會發揮漿糊般的功能，使紅血球與紅血球凝集，導致血液凝集。進一步研究發現，**這種凝集反應會依各種血型而定，有的時候會發生，有的時候不會發生**。

大部分的食物中都含有凝集素，分成幾種。其中，若是大量攝取不適合自己的血型、會成為「毒藥」的凝集素，血液中的紅血球與紅血球就會凝集，產生凝集反應，血液會變得濃稠，因此容易囤積脂肪，引發浮腫、疲勞等身體不適的症狀。此外，如果血液中的中性脂肪、壞膽固醇等過度增加，血液循環不良，嚴重時會變成脂肪附著在血管壁的狀態，也可能變成「脂質異常症」，引發動脈硬化等。

如果攝取適合自己血型的凝集素，血液清澈的話，體內的所有細胞就會充分獲得適合自己身體的營養素。這麼一來，身體就會緊實，肌膚也會變得漂亮。

每種血型都有適合、不適合的凝集素！

不適合的凝集素會成為肥胖的元凶

舉例來說，香蕉的凝集素適合 B 型的體質，但不適合 A 型和 AB 型；雞肉的凝集素適合 A 型，但不適合 B 型；咖啡的凝集素適合 A 型、AB 型，但不適合 O 型。含有適合體質的凝集素的食材會提高身體的代謝率，所以不易發胖，而含有不適合體質的凝集素的食材會妨礙身體的機能，成為肥胖的原因。

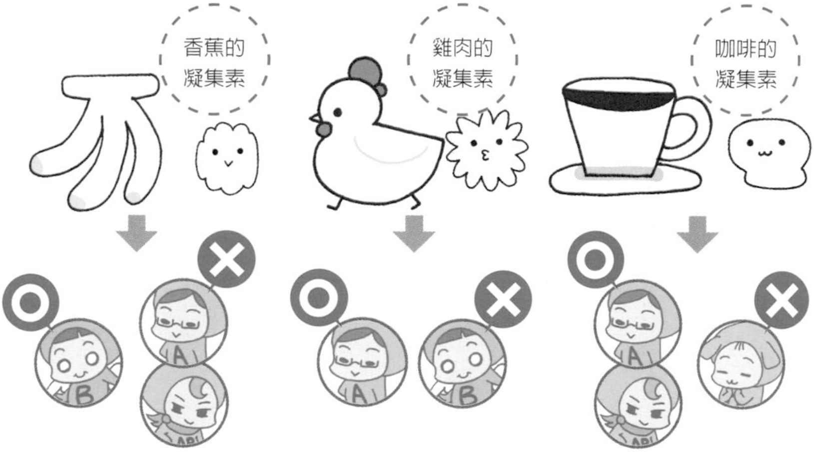

體質不適合的食物約占整體飲食量的 2 ～ 3 成

基本上，平常即使攝取不適合體質的食物，比例適當就不會有問題。舉例來說，如果平常吃 5 成「適合體質的食物」，就多吃 1 到 2 成，而如果平常吃 5 成「不適合體質的食物」，就少吃 1 到 2 成。一週內攝取「適合體質的食物」和「不適合體質的食物」的比例，請以 7 比 3 或 8 比 2 為準。

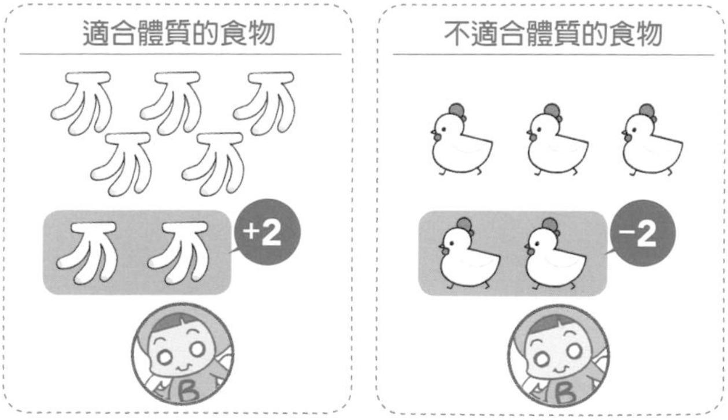

詳見 P28

理論
3

你做的運動，其實並不適合你？

瞭解血型的「性質」，才能有效率地瘦下來

若能持續符合體質的飲食生活，血液的質自然就會提高，因此血流漸漸變得順暢，體內的細胞活化，排出多餘的脂肪。如果再加上運動，瘦身效果就會加倍。

世上充斥著許多被視為對瘦身有效的「○○運動」。儘管電視上強力宣傳某藝人是因此瘦下來的，那種方法也不見得對所有人都有效。為了塑造比例均衡、漂亮又健康的身體，**在選擇適合體質的食物同時，加上適合自己血型的運動也很重要**。

畢竟，運動也會依血型的性質而定，有適合和不適合的運動。A型適合舒適的運動、B型適合有益身心的運動、O型適合艱辛的訓練、AB型適合能夠放鬆的有氧運動。做對運動才會特別有效。除了飲食之外，敬請實踐適合自己血型的運動。

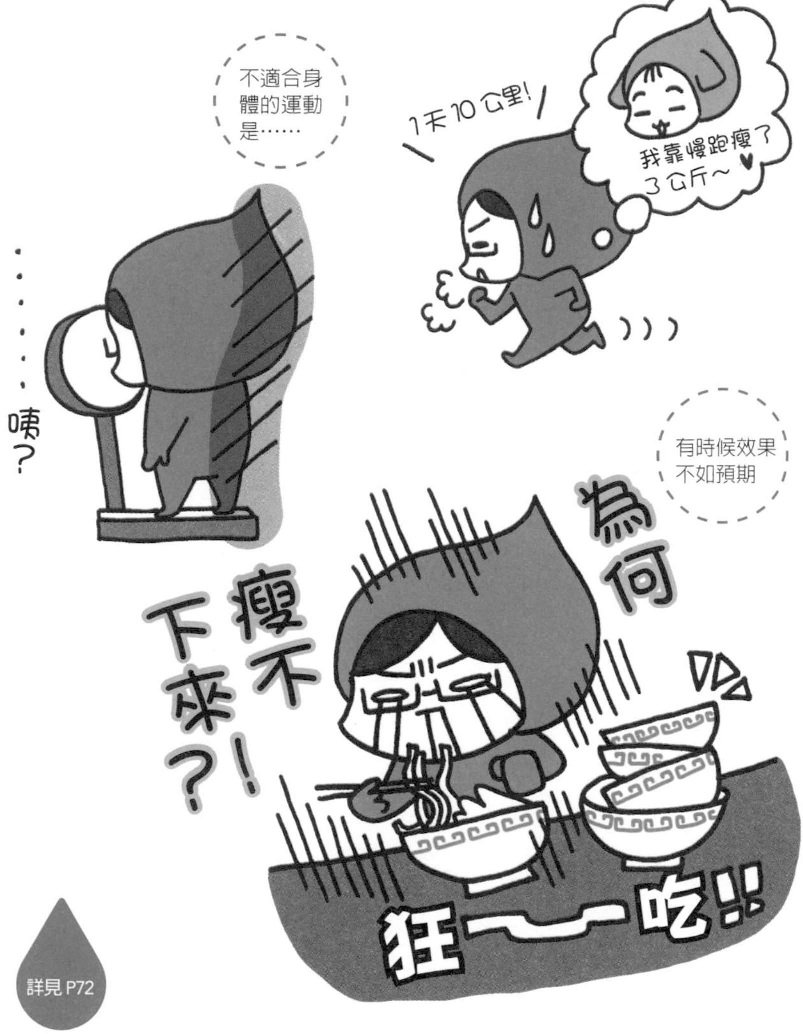
不適合身體的運動是……
1天10公里!
我靠慢跑瘦了3公斤~♥
……咦?
有時候效果不如預期
為何瘦不下來?!
狂——吃!!

詳見 P72

運動效果也會依血型而有所不同

舉例來說，A 型的人即使每天早上做慢跑幾公里的劇烈訓練，往往也不見成效。因為「農耕民族」的A型腸胃敏感，身體容易累積壓力，而且個性認真，有過度努力的趨勢，所以艱辛的運動反而會對身體造成負擔。同樣地，其他血型也有適合與不適合的運動。

「血型瘦身術」的優點

1. 有許多食材可以吃，所以不會感覺痛苦！

如果完全不能吃喜歡的食物，持續再久也只會感到痛苦，瘦身就無法持久。「血型瘦身術」中，沒有絕對不能吃的食物。能夠吃各種食物，享受吃的樂趣，所以不會感覺痛苦，能夠持之以恆。

2. 不僅體重下降，還能成為理想的體形！

如果採取只是減少飲食量的瘦身術，即使體重下降，也不見得能夠形成比例均衡的美麗身體線條。若是採取從體內促進代謝的「血型瘦身術」，身體線條也會變得緊實，接近理想的體形。

3. 飲食均衡，能使身心健康！

即使吃了一點對身體不好的食物，接下來幾天的飲食以對身體有益的食物為主即可！透過均衡地改善每天的飲食內容，自然會變得心情愉悅，身心越來越健康。

4. 不必勉強自己就能瘦下來，所以不會復胖！

不必想吃什麼卻強迫自己克制，所以不會產生壓力，能夠在不勉強自己的情況下變瘦。不同於只是減少攝取熱量的瘦身術，不會因為補償心理而吃太多，所以不用擔心會復胖。

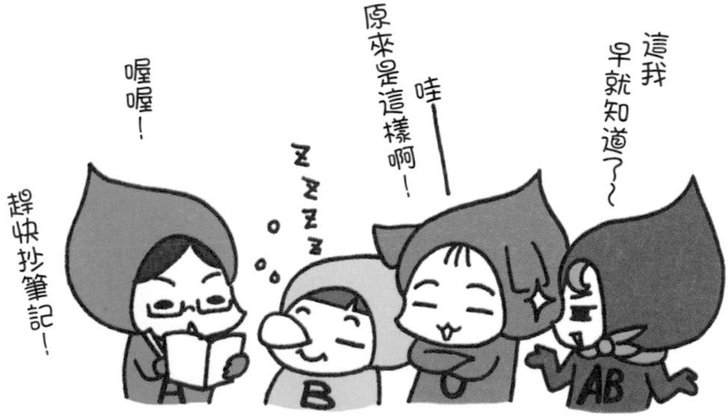

趕快抄筆記！
喔喔！
ZZZ
原來是這樣啊！
哇——
這我早就知道了~
A
B
O
AB

2

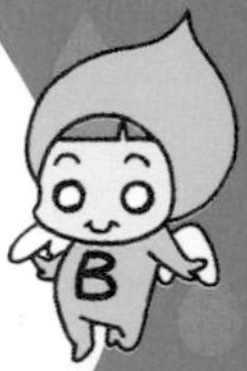

B 型小將的基本知識

A、B、O、AB 型擁有不同的祖先，基本的體質和個性也不一樣。為了更有效率地瘦身，首先要掌握自己的身體和心理的特徵。

check!!

概略分析B型小將

B 型屬於游牧民族，隨心所欲，獨立性強。
最適合吃羊肉、優格和起司。
瘦身成功的重點就是「吃乳製品」。

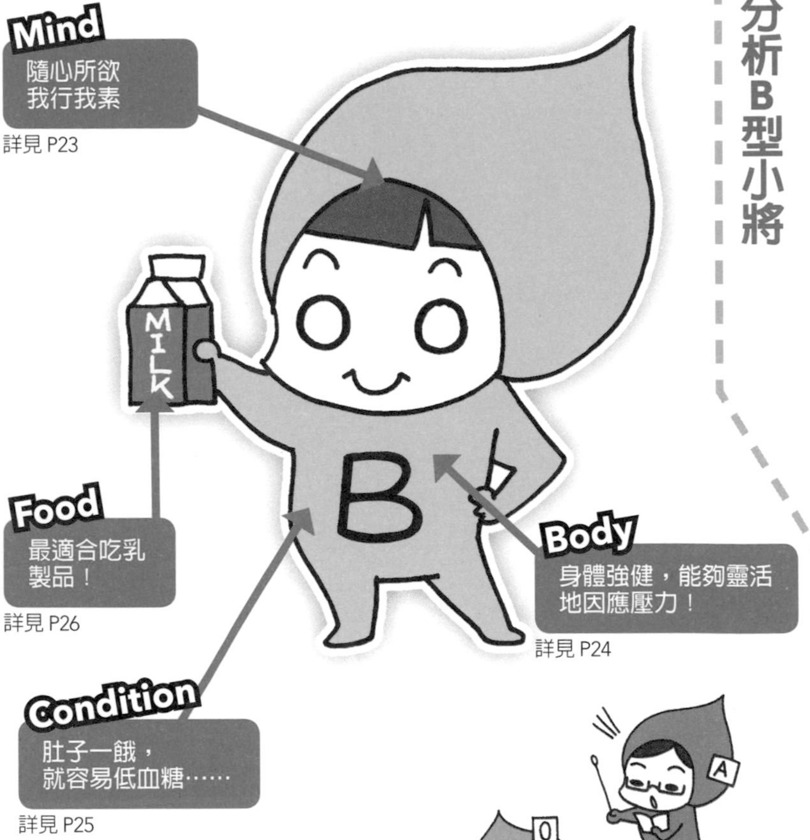
Mind
隨心所欲
我行我素
詳見 P23
MILK
B
Food
最適合吃乳
製品！
詳見 P26
Body
身體強健，能夠靈活
地因應壓力！
詳見 P24
Condition
肚子一餓，
就容易低血糖……
詳見 P25

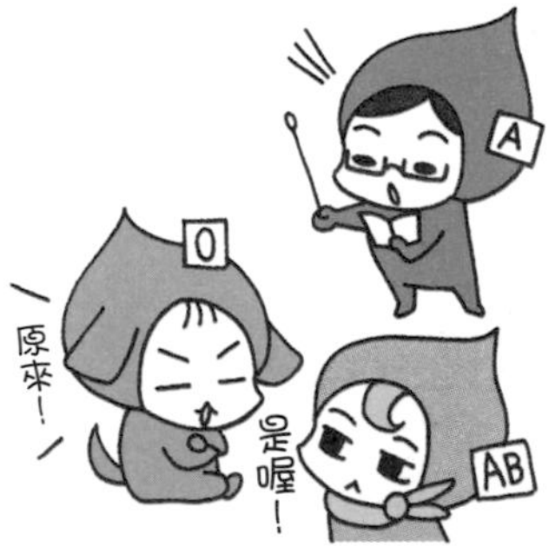

B型小將是這樣的人

首先，重新回顧自己的血型性格、身體特徵、身體狀態以及心性。檢查覺得對的項目！

Q：B型小將是什麼樣的性格？

A：自行其道的自由人！

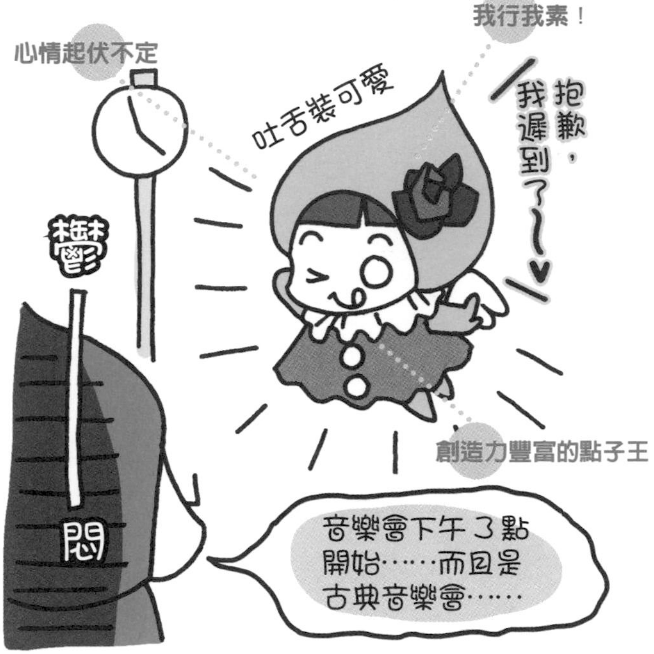
我行我素！
心情起伏不定
吐舌裝可愛
抱歉，我遲到了～
鬱
悶
創造力豐富的點子王
音樂會下午3點開始……而且是古典音樂會……

隨心所欲、創意無限，不在意周遭的性格

B型的祖先是游牧民族，獨立性強，我行我素。具有可以適應任何環境的彈性。另一方面，討厭受到規則和框架的束縛，可以發揮自由的創意。

此外，B型的特徵是心情起伏不定，心情開朗和情緒低落時是兩個極端。基本上很樂觀，對於世事漠不關心，所以不會在意周遭狀況，會發揮自己的創造力，做喜歡的事。

Q：B 型小將的身體特徵是？
A：勤於補充營養，提升身體狀況！

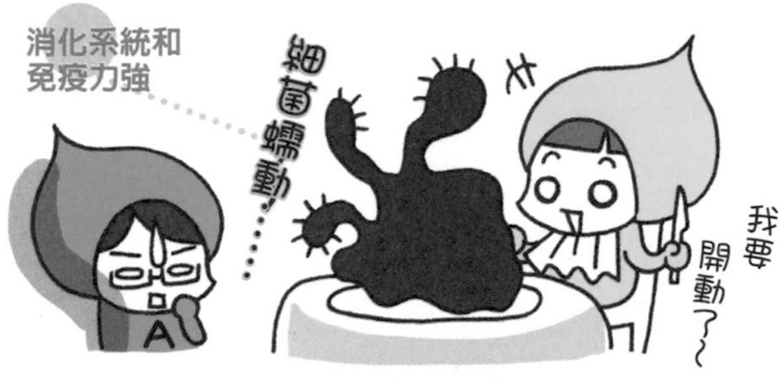
消化系統和
免疫力強
細菌蠕動……
我要開動了~

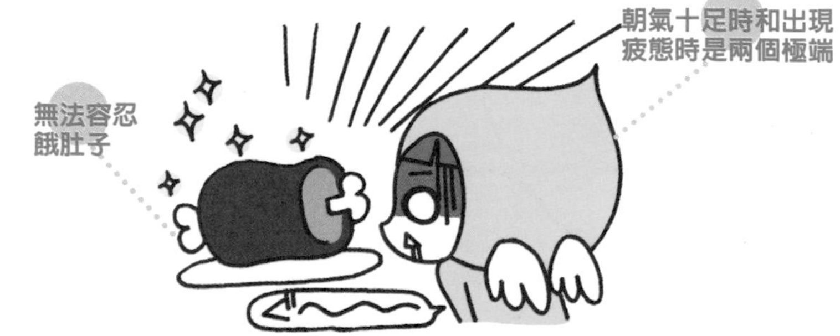
朝氣十足時和出現
疲態時是兩個極端
無法容忍
餓肚子

承襲了游牧民族的超強適應力

B型繼承了「游牧民族」的體質，最大特徵是食用乳製品、羊肉、蔬菜之後，會明顯感到體力恢復。此外，身體相對強健，對於環境的變化，適應力強，消化道對異物具有耐受性。因為個性樂天有彈性，所以不易感到壓力也是其特徵。

不過，B型若是忍耐餓肚子，或者攝取不適合體質的凝集素，直接反應在身體可能就是低血糖。忍耐空腹會對B型身體造成莫大的負擔，最好記得勤於補充營養。

Q：B型小將特別需要注意的身體狀況是？
A：容易浮腫，要注意免疫系統的疾病！

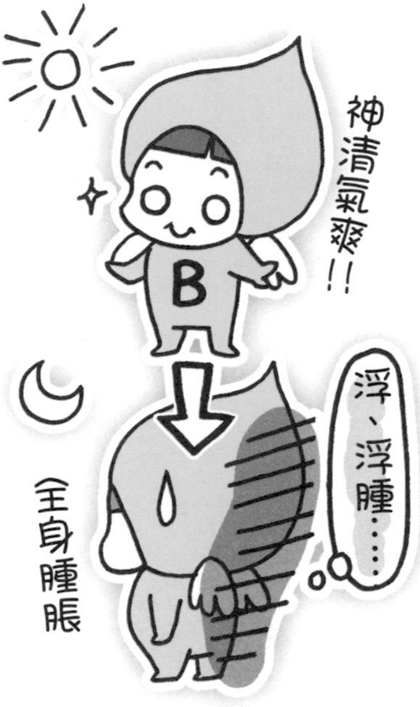
神清氣爽!!
浮、浮腫……
全身腫脹

容易罹患這種疾病！

- 流行性感冒
- 憂鬱症
- 低血糖症
- 多發性硬化症
- 慢性疲勞症候群

具有抵抗力，消化系統特別強

一旦餓著肚子、導致低血糖後，就會感到疲倦、情緒低落。除此之外，還容易出現四肢冰冷或身體浮腫等身體不適。此外，B型的特徵是有精神時和疲勞時的差異劇烈，但這也能透過穩定血糖值改善。

B型的身體特徵是消化系統和免疫系統強，而對心臟病和癌症等許多現代疾病，具有抵抗力。但是相對地，容易罹患罕見的免疫系統和神經系統疾病，所以必須注意。

基本知識 2

B型小將的飲食指南

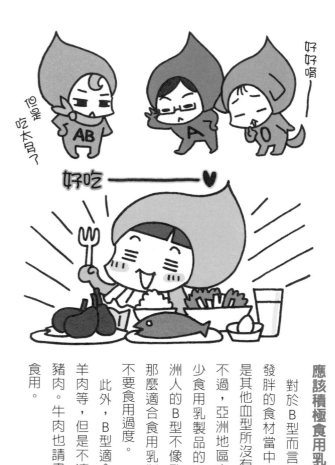

「血型瘦身術」的重點在於入口的食物。在合理的範圍內，選擇不易發胖的食材，是邁向成功的第一步。

Q：B型小將的飲食特徵是？

A：乳製品會成為能量的雜食型。

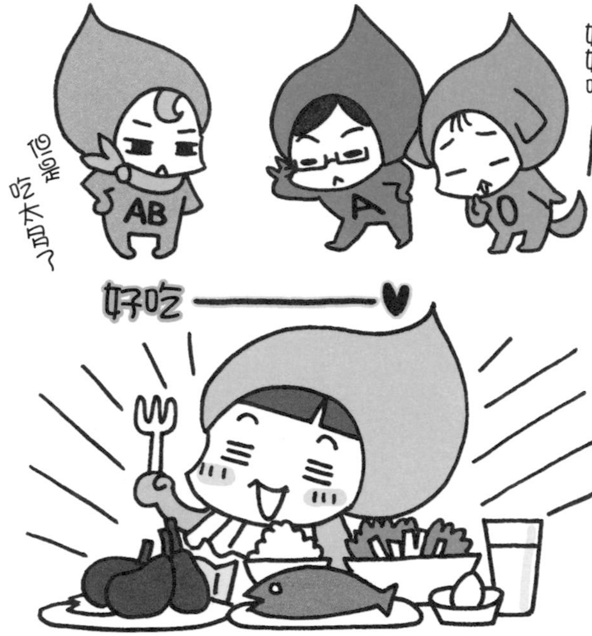

應該積極食用乳製品和羊肉

對於B型而言，吃了也不易發胖的食材當中，乳製品可說是其他血型所沒有的重大差異。不過，亞洲地區自古以來就較少食用乳製品的習慣，所以亞洲人的B型不像歐美人的B型那麼適合食用乳製品。請記得不要食用過度。

此外，B型適合吃羔羊肉和羊肉等，但是不適合吃雞肉、豬肉。牛肉也請盡量選擇瘦肉食用。

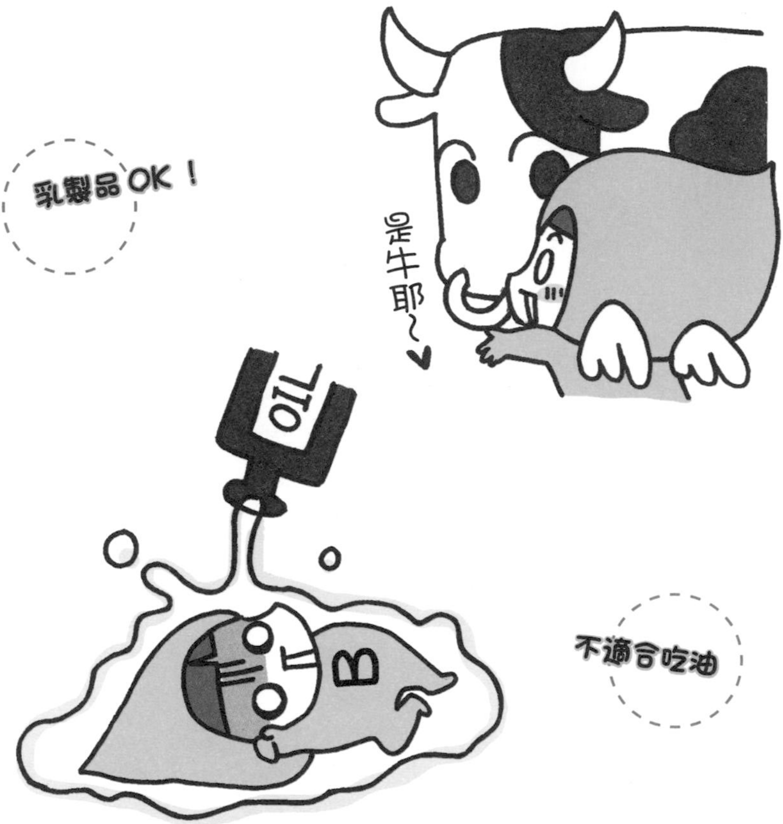
乳製品OK！
是牛耶~
OIL
B
不適合吃油

B型不適合吃油，要選擇適合體質的油

另一方面，要注意含有有害消化道的油脂。推薦B型的是任何血型都不會產生凝集反應的橄欖油和亞麻仁油。橄欖油具有幫助消化吸收的作用，所以請記得每兩天攝取一次。對B型來說，要吸收蔬菜的營養素，必須要透過油分，所以要選擇橄欖油製成的調味醬。此外，把含有必需脂肪酸的亞麻仁油當作營養補充品攝取也很好。

螃蟹和蝦子等甲殼類含有對B型不利的有害凝集素，所以請盡量避免。

基本知識

3 適合與不適合的食材

易發胖、不易發胖的食材會依血型而有所不同。如果注意選擇適合身體的食材，就能提高瘦身效果！

Bad! B型小將「易發胖」的蔬菜

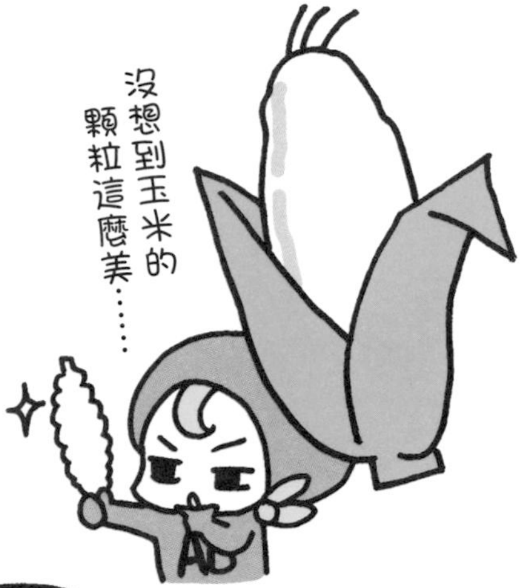
沒想到玉米的顆粒這麼美……

特別注意

玉米

會妨礙胰島素的機能，降低B型血糖值的代表性蔬菜。

特別注意

番茄

含有會破壞B型腸胃黏膜的凝集素。

有些蔬菜會降低血糖值，要特別注意

蔬菜當中，也有幾種不適合B型體質的凝集素。代表性的蔬菜就是玉米。玉米所含的凝集素會妨礙胰島素的機能。此外，受到女性喜歡的番茄、酪梨、南瓜等，也不適合B型的體質。

基本上B型食用橄欖油沒有問題，但可說是會對橄欖產生過敏的體質，所以最好控制食用量。

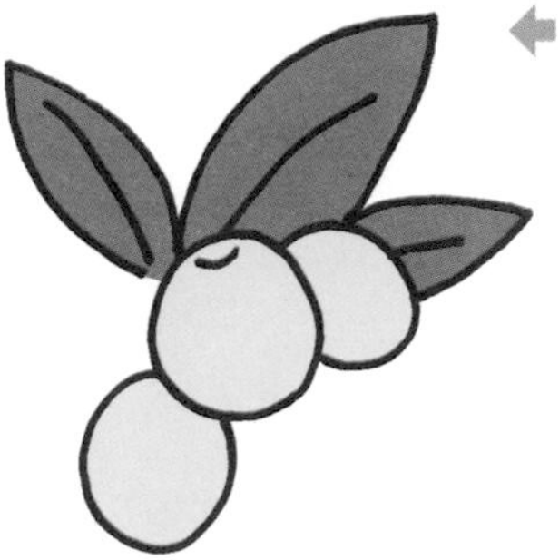

橄欖

橄欖不適合 B 型的體質，恐怕會引發過敏反應。

綠豆豆芽菜

豆芽菜當中，綠豆豆芽菜最不適合。盡量選擇一般的豆芽菜。

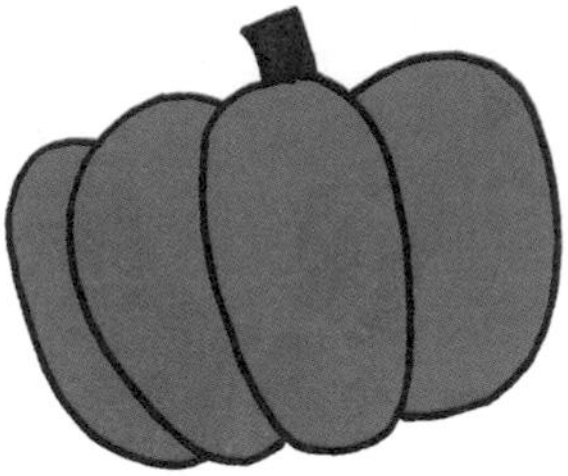

南瓜

會促進有害消化道的多胺增加。

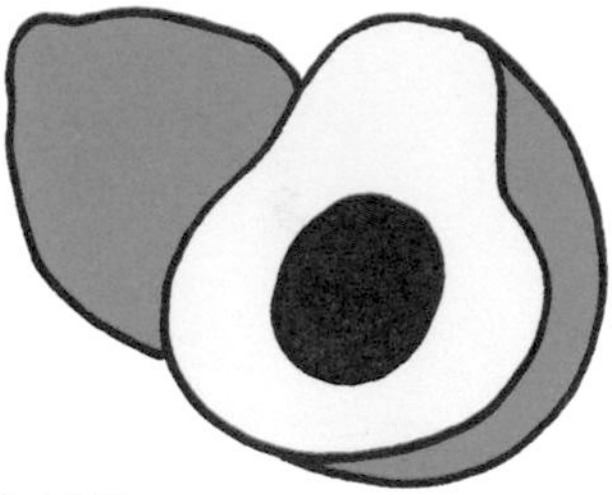

酪梨

營養價值高，但含有不適合 B 型的凝集素。

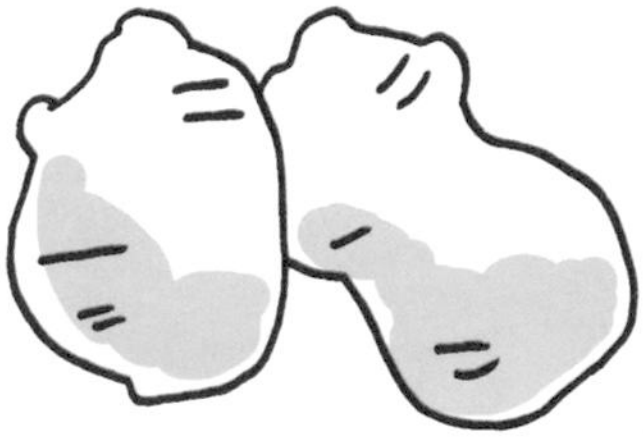

菊芋

不同於地瓜、山藥，雖然一樣是芋頭類，但是不適合 B 型。

豆苗

營養滿分的蔬菜嫩芽，但是含有不適合 B 型的凝集素。

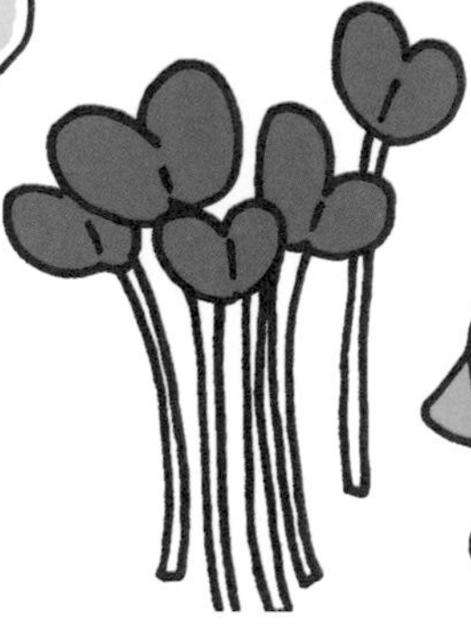

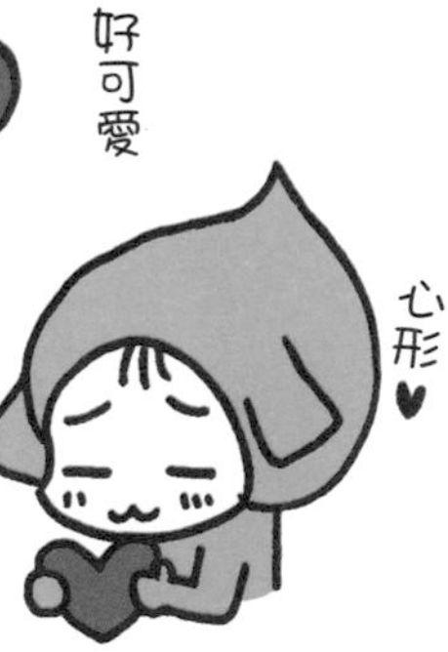

Good!

B型小將

「不易發胖」的蔬菜

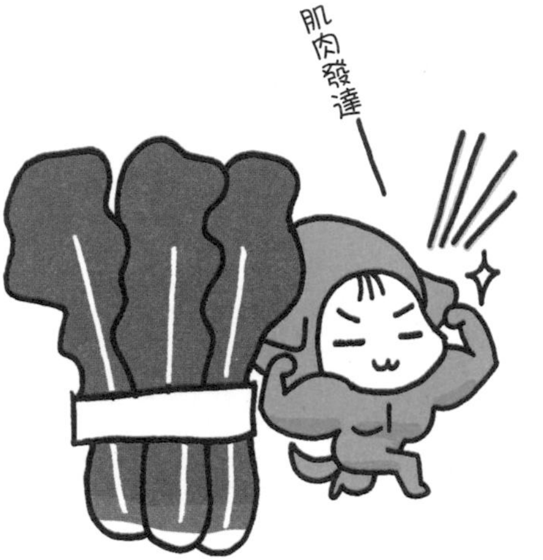

特別推薦

菠菜

富含鎂，能夠有效預防病毒性疾病、自體免疫疾病及濕疹。

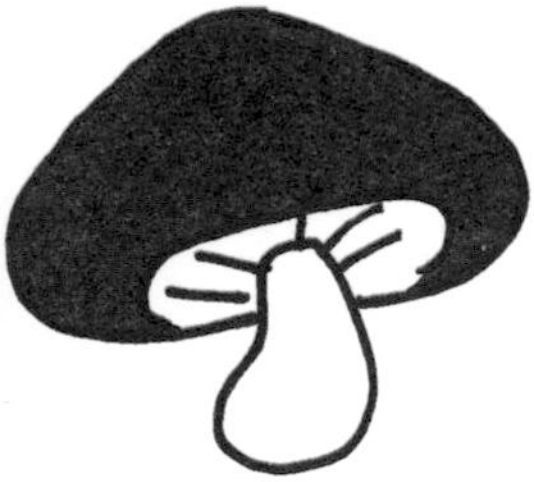

香菇

菇類當中，具有特別有益B型體質的效果。

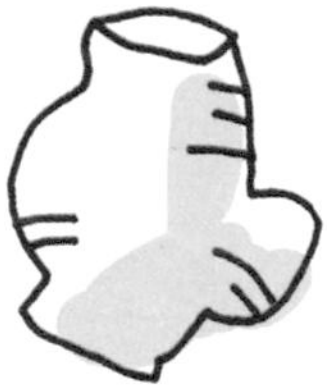

薑

具有暖和B型體質的功效。

蔬菜適合B型的體質，特別建議綠色蔬菜

有許多蔬菜適合B型，每天一大碗，會改善體內的環境。尤其是菠菜等富含鎂的綠色蔬菜，能夠提高B型的代謝率，具有瘦身效果。

此外，胡蘿蔔、青椒、青花菜等黃綠色蔬菜也適合B型的體質。除此之外，最好也將暖和身體的薑、有助消化的洋香菜盡量用於料理中。如果在食用肉類時，一起攝取洋香菜，還具有消除肉類毒素的效果。

再者，也建議B型食用地瓜等芋頭類。

洋香菜

有助於消化肉和油等。
也具有消毒的效果。

高麗菜

從紫高麗菜到高麗菜芽，任何種類的高麗菜都推薦。

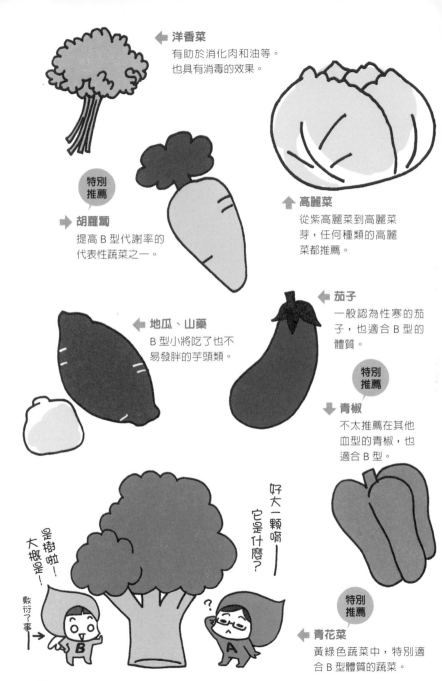

特別推薦

胡蘿蔔

提高 B 型代謝率的代表性蔬菜之一。

茄子

一般認為性寒的茄子，也適合 B 型的體質。

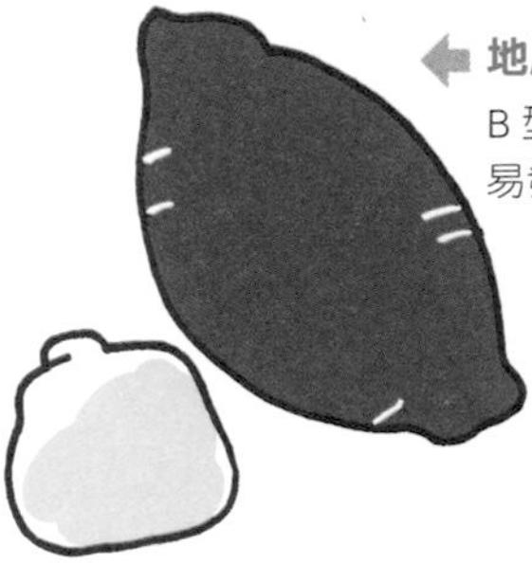

地瓜、山藥

B 型小將吃了也不易發胖的芋頭類。

特別推薦

青椒

不太推薦在其他血型的青椒，也適合 B 型。

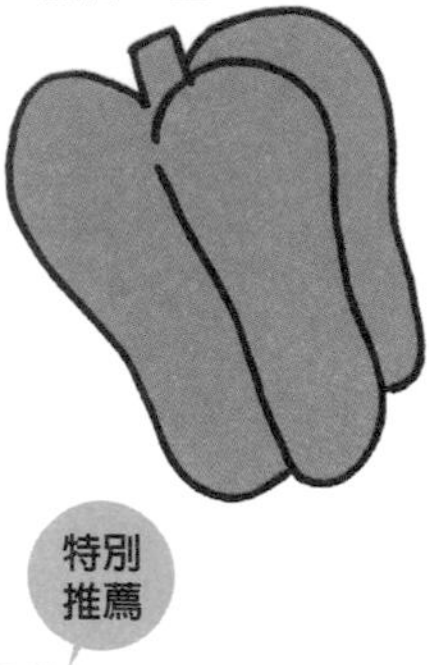

特別推薦

青花菜

黃綠色蔬菜中，特別適合 B 型體質的蔬菜。

Bad!

B型小將

「易發胖」的魚類／肉類

雞肉

雞肉含有會使B型血液凝集的凝集素。

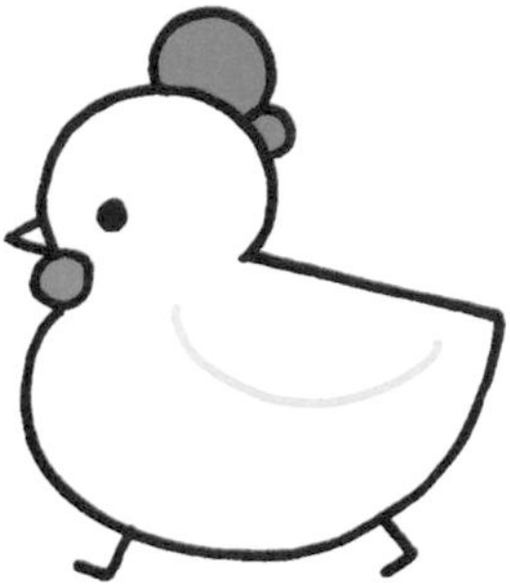

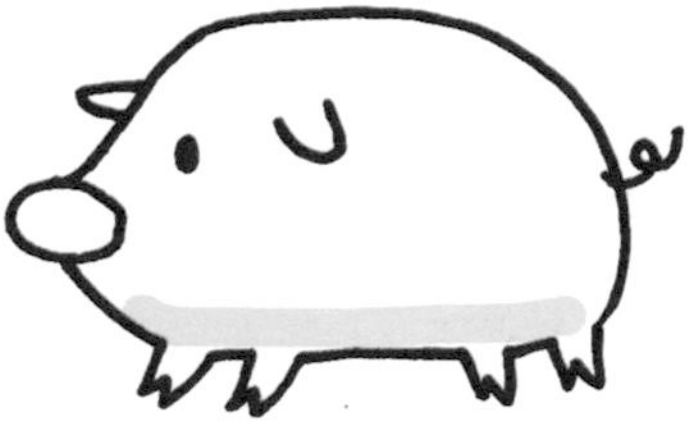

豬肉

B型不適合吃豬肉，建議吃羔羊肉或羊肉。

鴨肉

鴨肉和雞肉具有使B型血液凝集的作用，恐怕會引發免疫系統異常。

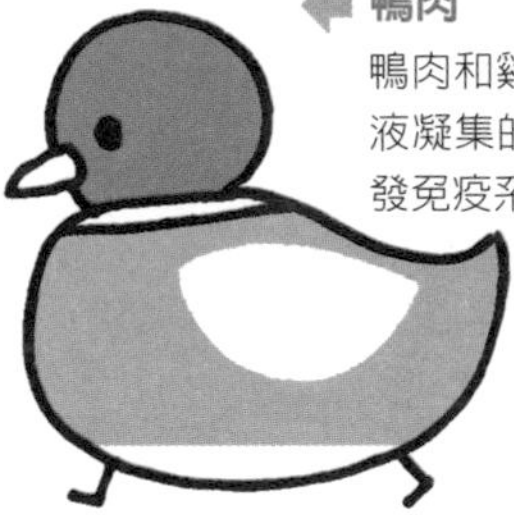

豬肉、雞肉不適合B型，螃蟹、蝦子也不行

B型適合吃羊肉，但不適合吃豬肉、雞肉、鴨肉。而含有許多化學添加物的培根、火腿等肉類加工食品，也是最好盡量避免的食品。

此外，吃烤肉等肉類食材時，請避免食用心臟。而肝臟能提高B型的代謝率，所以是建議食用的食材。

除此之外，螃蟹、蝦子、龍蝦等甲殼類會對B型的身體造成負面影響。多加注意，盡量避免這些食材。

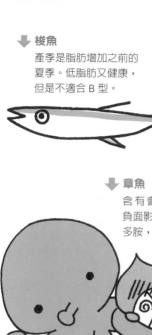

梭魚

產季是脂肪增加之前的夏季。低脂肪又健康，但是不適合 B 型。

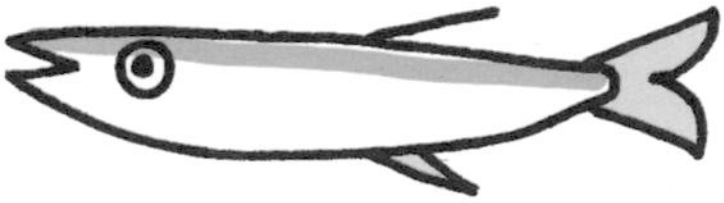

特別注意

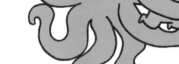

螃蟹、蝦子、螺

甲殼類對於 B 型而言，含有有害的凝集素。

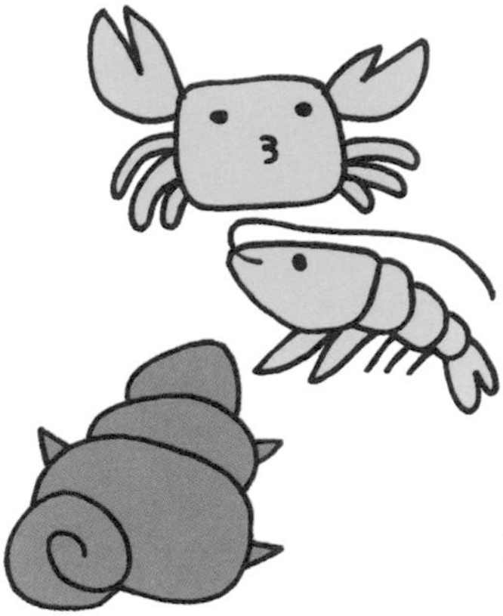

章魚

含有會對 B 型造成負面影響的凝集素和多胺，所以要注意。

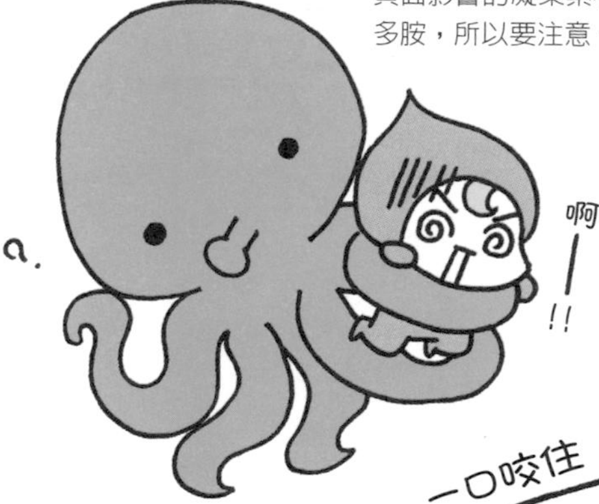

蛤蜊

含有提高肝機能的牛磺酸，但會使 B 型的血液凝集。

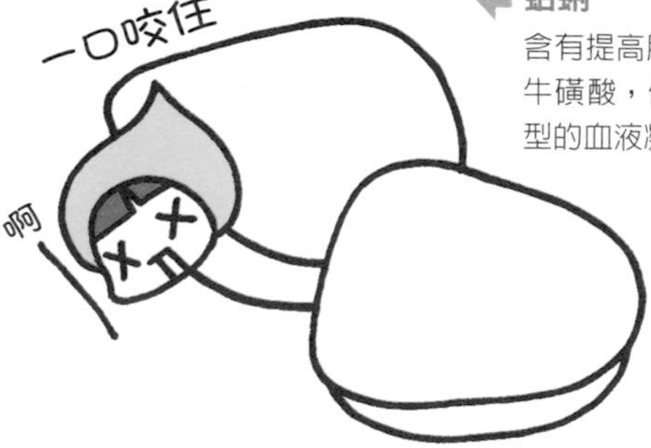

鰤魚

富含 DHA 和 EPA，但是也含有不適合 B 型的凝集素。

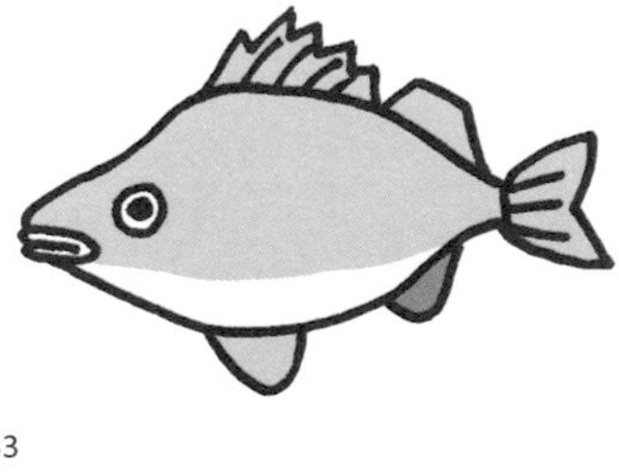

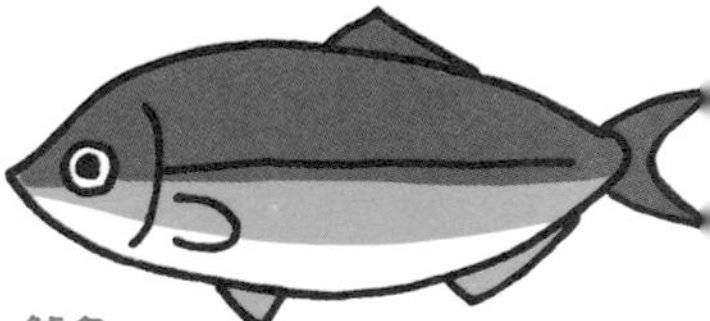

鱸魚

鱸魚的口感清爽，但不是適合 B 型的食材。

Good!

B型小將
「不易發胖」的魚類／肉類

特別推薦

➡ 羔羊肉／羊肉

B型繼承了游牧民族的體質，很適合吃羊肉。

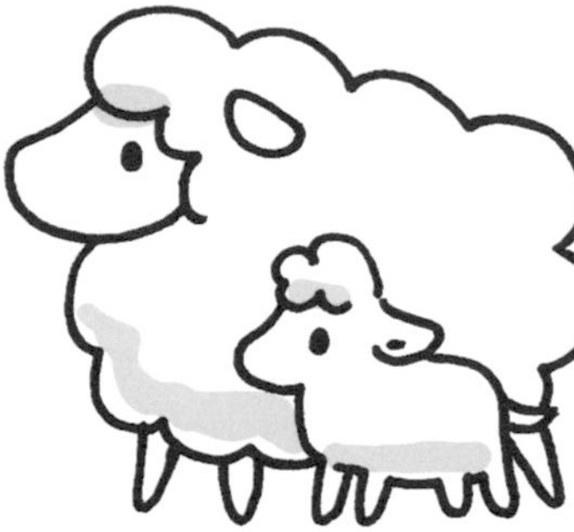

⬇ 牛肉（瘦肉）

吃牛肉的時候，要盡量選擇瘦肉食用。

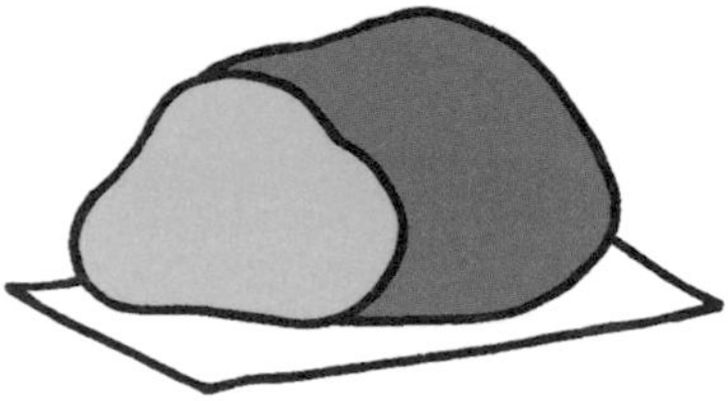

⬇ 鱈魚

含有DHA和EPA等魚油。也建議放進火鍋煮。

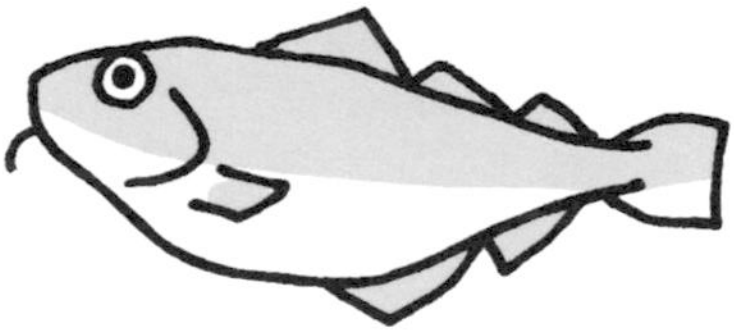

建議食用羊肉和油脂肥美的魚肉

B型能透過動物性蛋白質提高代謝率，其中，效果最好的是羊肉和羔羊肉。蒙古烤肉的鐵板烤羊肉和蔬菜，建議一起食用，可以暖和身體，提高代謝率，對於瘦身非常有效。此外，牛肉的瘦肉也很適合B型的體質。

而魚油和植物性油脂一樣，富含不飽和脂肪酸，對B型的身體亦有幫助。尤其是鱈魚、鮭魚等油脂肥美的遠洋魚，含有優質蛋白質，建議多加食用。

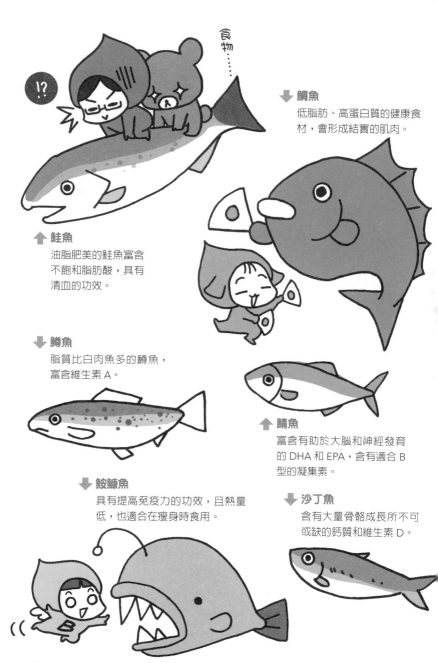

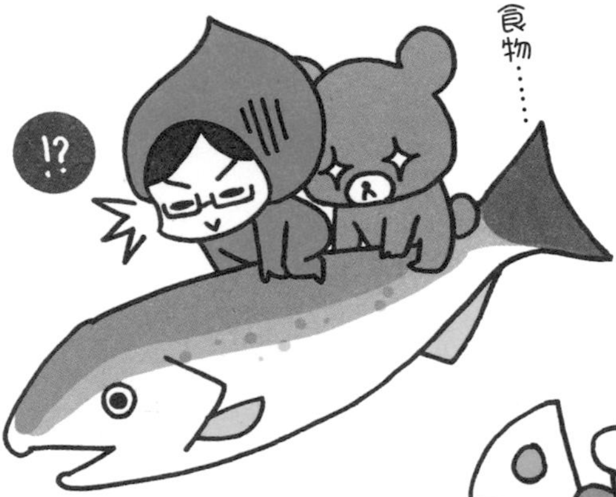

鮭魚

油脂肥美的鮭魚富含不飽和脂肪酸，具有清血的功效。

鯛魚

低脂肪、高蛋白質的健康食材，會形成結實的肌肉。

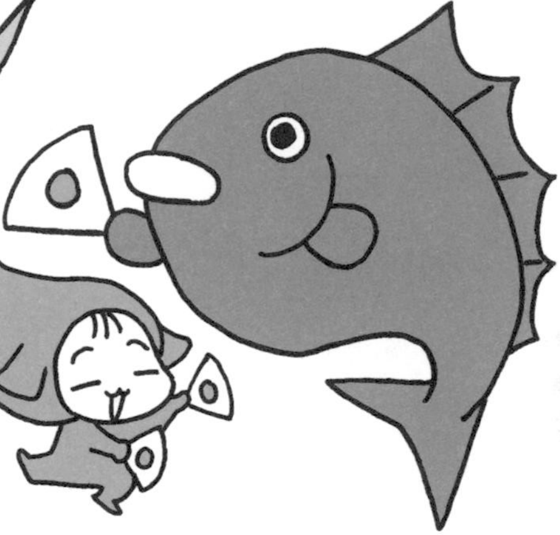

鱒魚

脂質比白肉魚多的鱒魚，富含維生素 A。

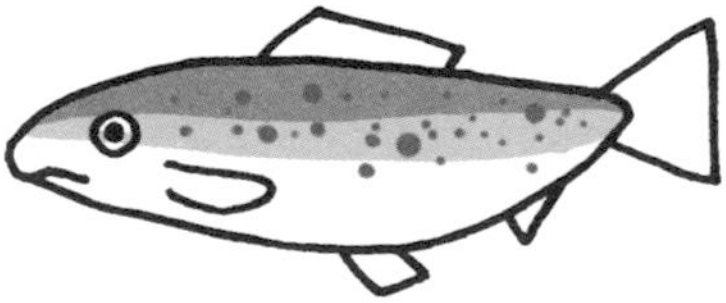

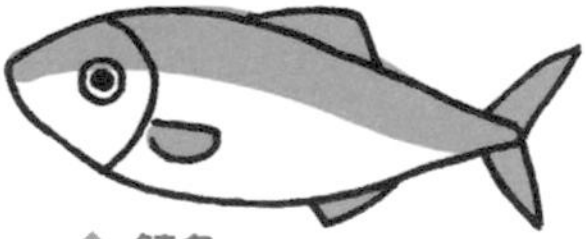

鯖魚

富含有助於大腦和神經發育的 DHA 和 EPA，含有適合 B 型的凝集素。

鮟鱇魚

具有提高免疫力的功效，且熱量低，也適合在瘦身時食用。

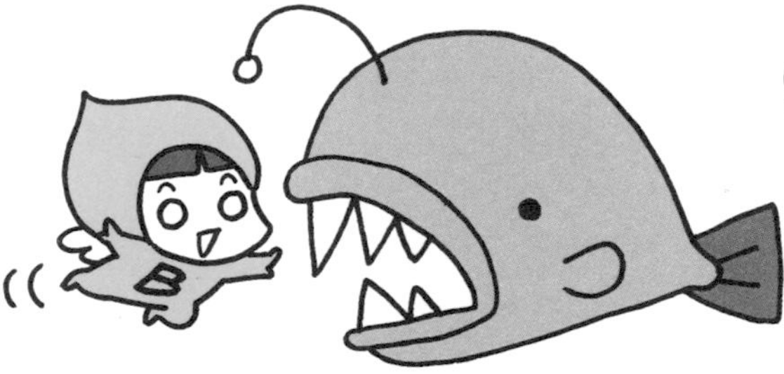

沙丁魚

含有大量骨骼成長所不可或缺的鈣質和維生素 D。

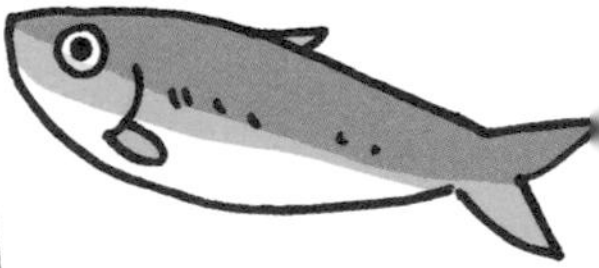

Bad!

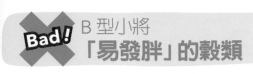

B型小將
「易發胖」的穀類

特別注意

蕎麥麵

蕎麥麵不僅難消化，而且還會降低血糖值。

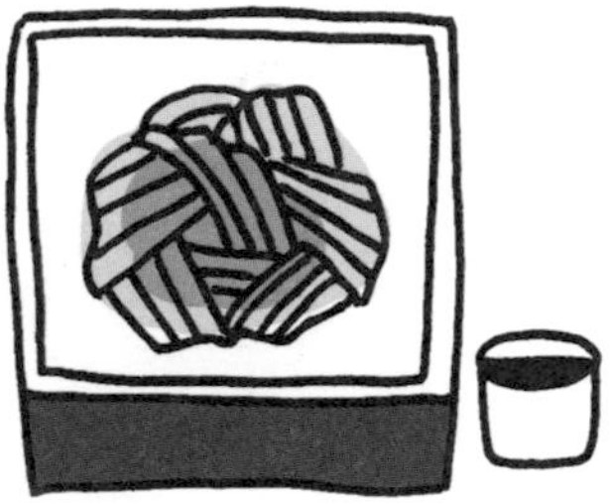

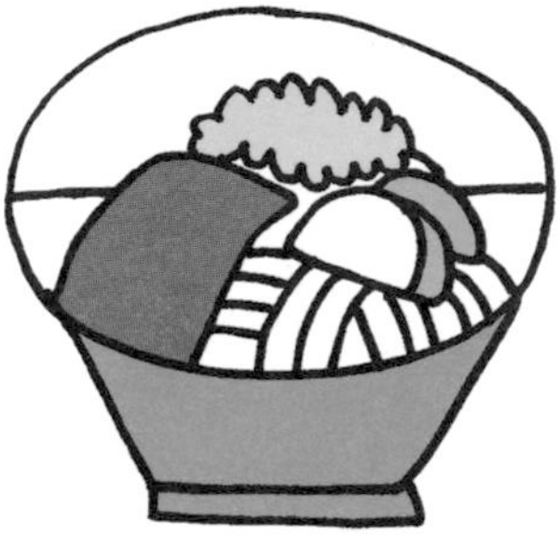

烏龍麵

烏龍麵的麵粉比例頗高，要注意食用的份量。

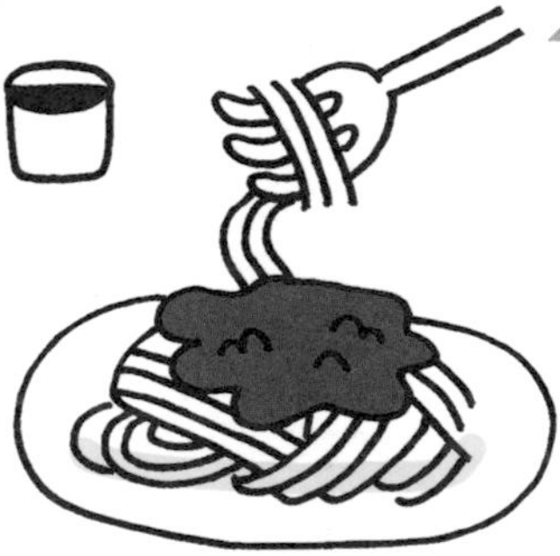

義大利麵

麵粉摻水的麥麩是瘦身的敵人。

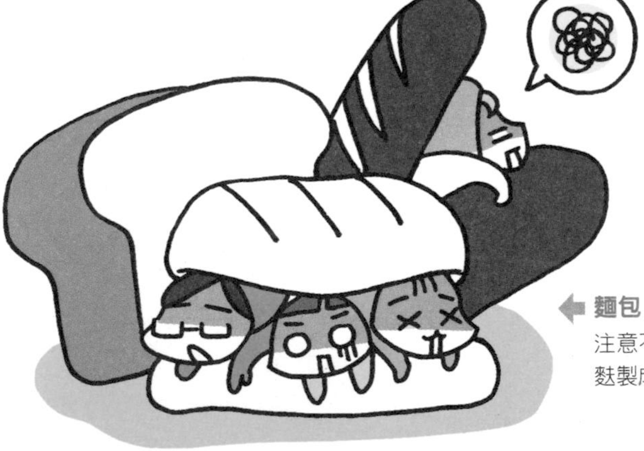

麵包

注意不要吃太多使用麥麩製成的麵包。

Good!

B型小將

「不易發胖」的穀類

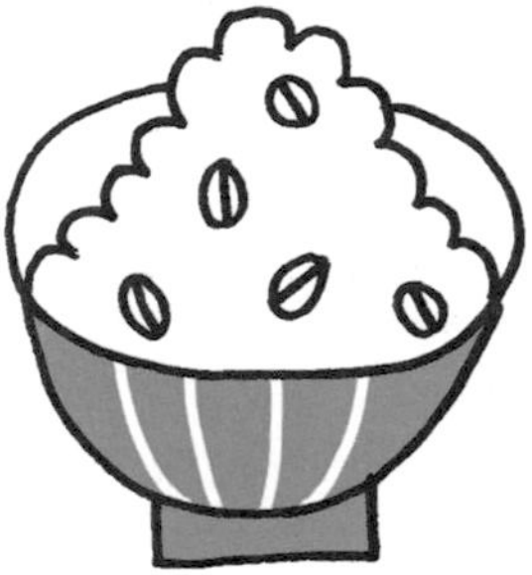

糙米飯

若是沒有嚼碎，會對胃造成負擔，所以吃的時候要充分咀嚼。

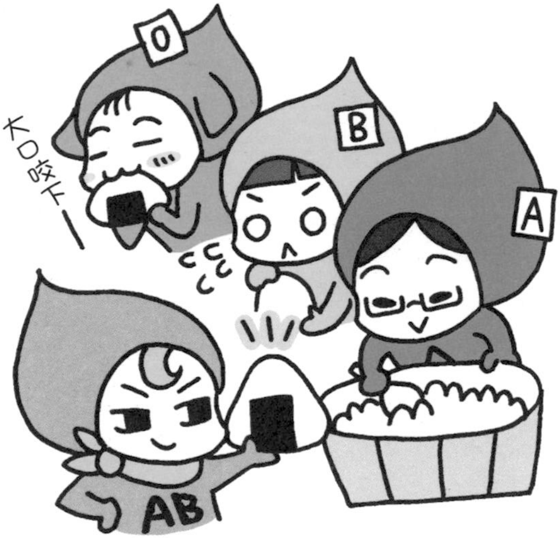

白飯

適量攝取，對於瘦身有正面幫助。

B型的天敵是麵粉，蕎麥麵也該避免

B型的瘦身天敵是穀類中的麵粉。麵包、義大利麵、烏龍麵、拉麵、蛋糕等，全部都是讓B型肥胖的元凶。體質維持均衡時，吃麵粉類製品也不會有問題，但一般而言，B型對麵粉沒什麼耐受性。請停止每餐吃麵包、義大利麵的偏食生活，記得盡量均衡地食用白飯或糙米飯等。

蕎麥麵也是造成B型的體重增加的元凶。它原本就不怎麼好消化，又摻入麵粉，所以應該節制。

Bad!

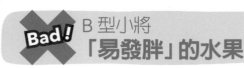

B 型小將

「易發胖」的水果

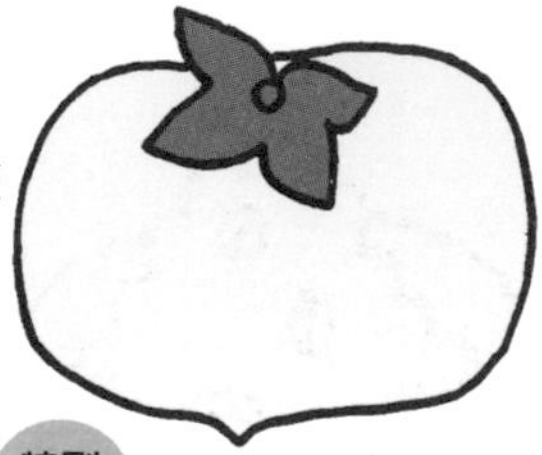

柿子

柿子所含的凝集素，具有使B 型細胞凝集的作用。

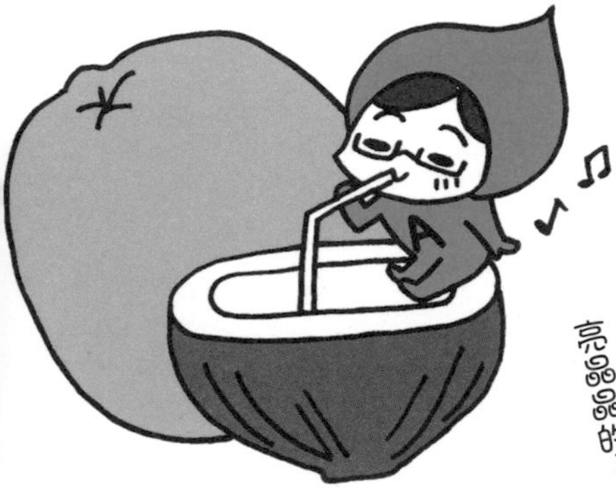

特別注意

椰子

恐怕會引發過度反應，含有椰子油的食品也要避免。

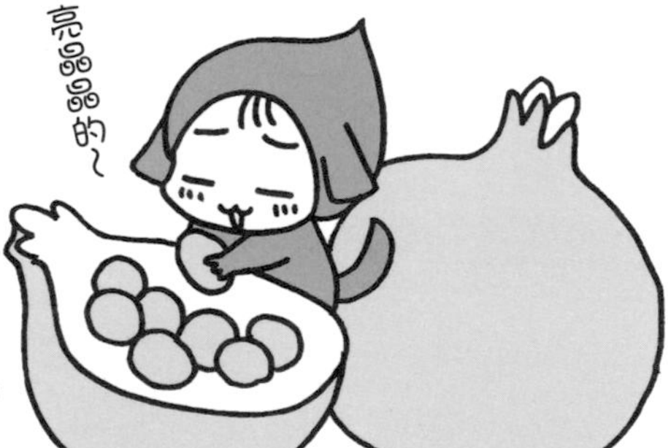

石榴

石榴所含的凝集素，會使 B 型血液凝集。

避免易脹氣的水果

B型吃了水果，常常容易脹氣，鳳梨具有促進消化的功效，所以最建議B型食用。除此之外，鹼性強的葡萄和梅子、酵素強的木瓜也都是適合B型體質的水果。

另一方面，不建議B型吃日本人愛吃的梅子。甜點中常用的椰子也不適合B型的體質。使用椰子的點心在外觀上較難辨識，所以要仔細確認成分，避免誤食。

Good! B 型小將
「不易發胖」的水果

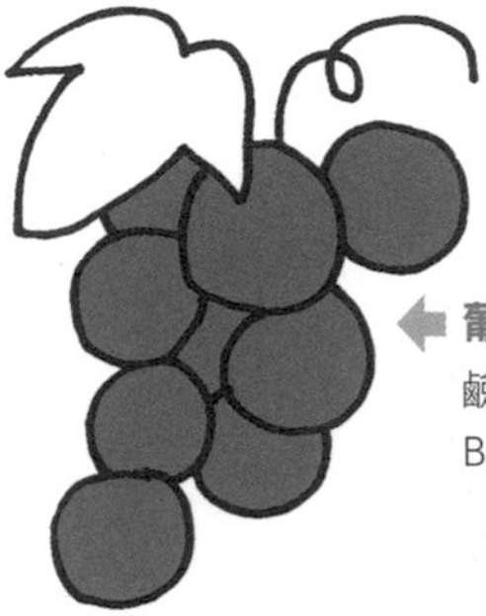

葡萄

鹼性強，所以適合 B 型的體質。

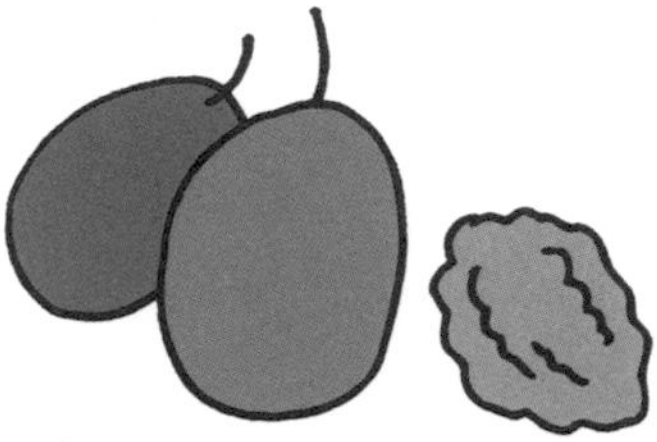

梅子

富含膳食纖維的鹼性食品。若和蛋白質同時攝取，能夠均衡體質。

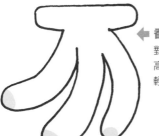

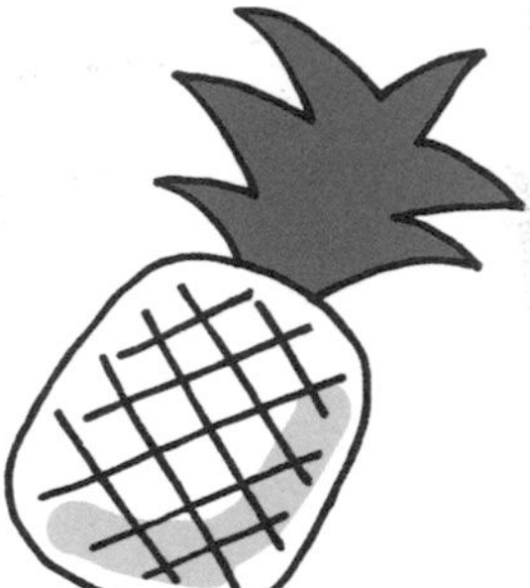

香蕉

對於 B 型而言，具有高度抑制胰島素、減輕體重的功效。

鳳梨

防止浮腫，有助於消化的水果。

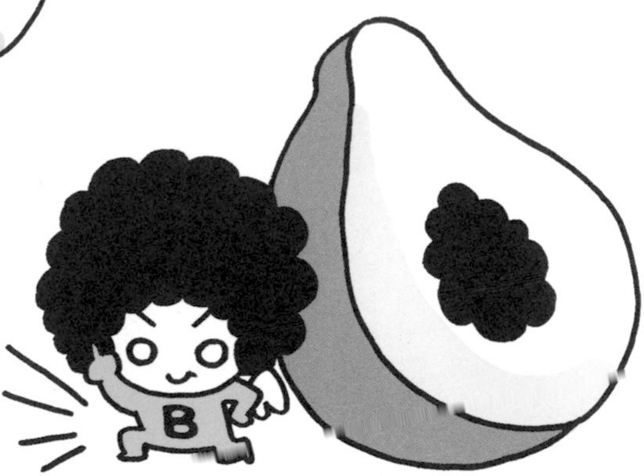

木瓜

木瓜所含的酵素會促進 B 型的消化。

Bad!

B型小將
「易發胖」的雞蛋／乳製品

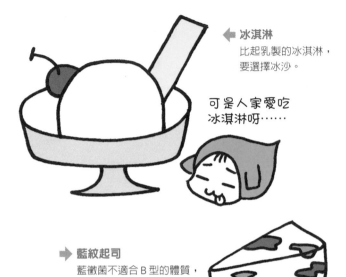

冰淇淋
比起乳製的冰淇淋，
要選擇冰沙。

藍紋起司
藍黴菌不適合B型的體質，
必須避免食用。

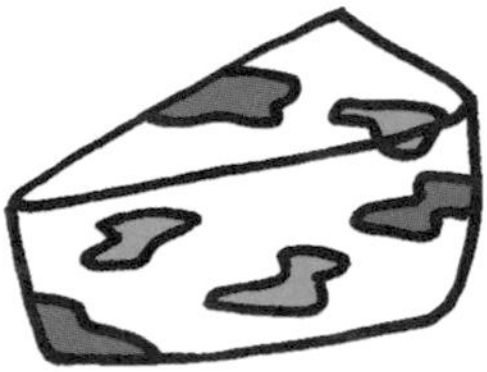

乳製品要選擇低脂，蛋要選擇有機蛋

B型的體質適合吃乳製品。乳製品會提高B型的身體代謝率，使細胞活化。請盡量選擇低脂的產品，對身體比較好。

此外，雞蛋是會提高B型代謝率的食材。不過，若是外食或吃熟食，往往會吃下過多的量。請記得一天1～2顆為限。

雞蛋的品質會受到母雞所吃的飼料影響，因此，建議盡量選擇食用有機穀物的母雞所產的有機蛋。

Good!

B 型小將
「不易發胖」的雞蛋／乳製品

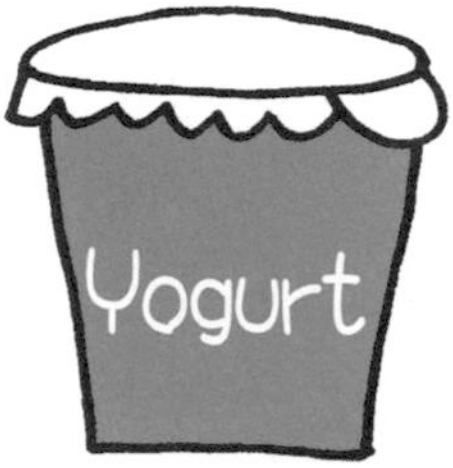

⬆ 優格

低脂優格淋上蜂蜜這種健康的吃法，最適合 B 型。

⬇ 雞蛋

適量的雞蛋對於提高代謝率很有效。一天以 1 ～ 2 顆為準。

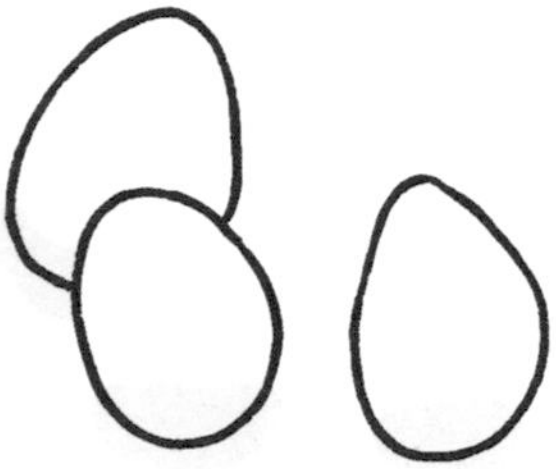

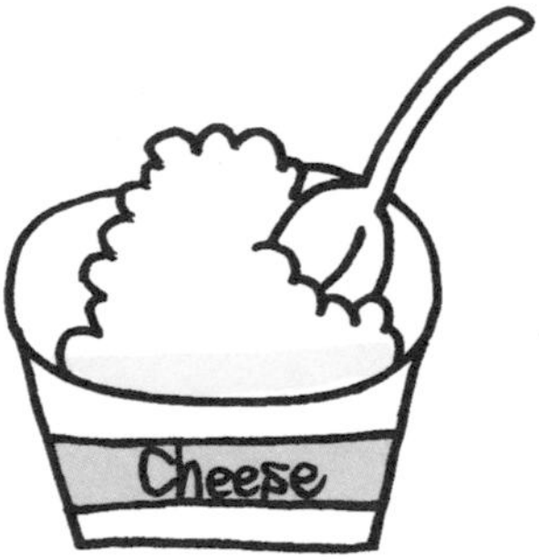

⬆ 卡特基起司

起司當中，特別對 B 型的荷爾蒙有正面影響。

⬇ 牛奶

適量攝取低脂牛奶，可以塑造將多餘脂肪排出體外的身體。

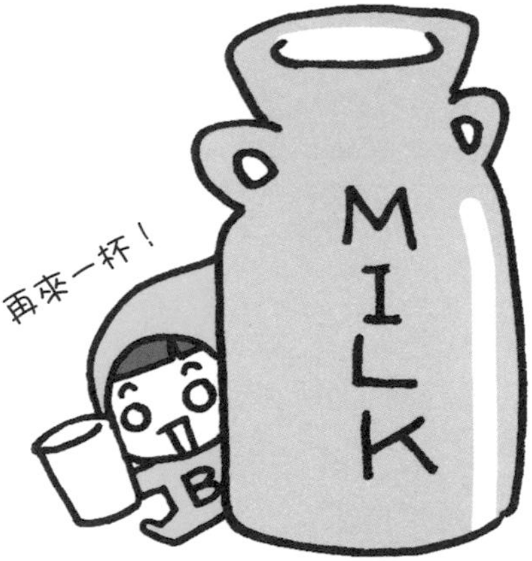

Bad!

B型小將
「易發胖」的豆類／堅果類

特別注意

⬇ 花生

花生會妨礙肝臟的機能，
降低淨化血液的機能。

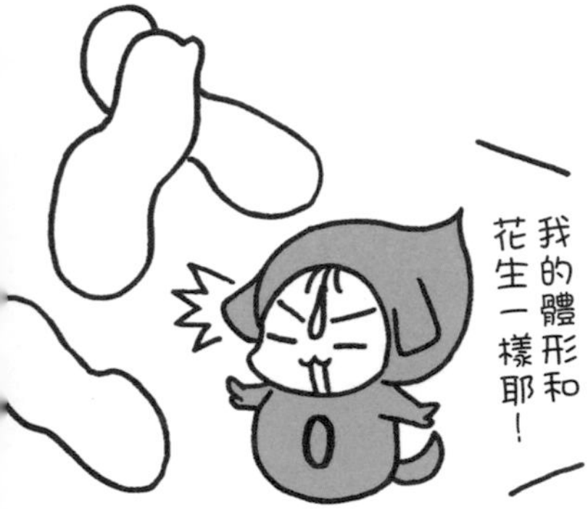
我的體形和
花生一樣耶！

➡ 芝麻

對於B型而言，會
降低代謝率。尤其要
注意炒過的芝麻。

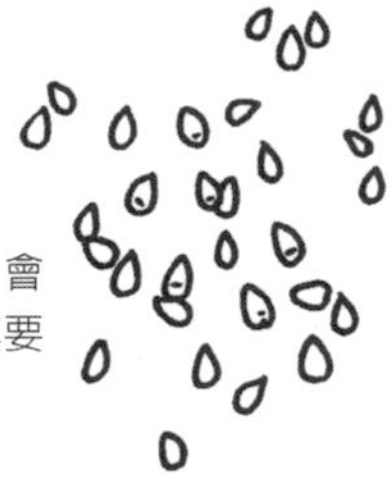

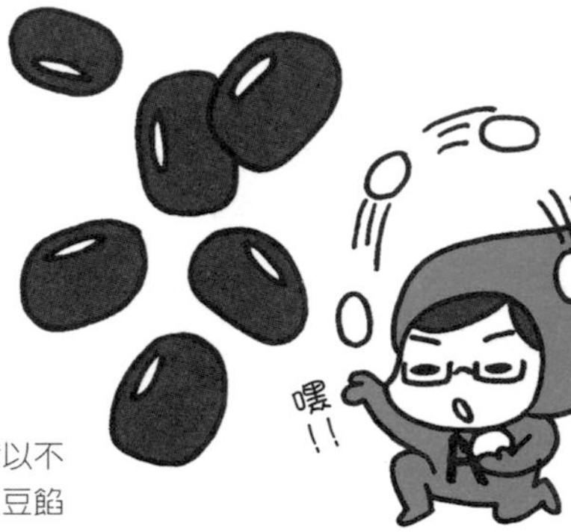
嘿!!

➡ 紅豆

不適合B型，所以不
建議食用使用紅豆餡
的日式糕點等。

⬇ 黃豆

植物性蛋白質來
源的代表性食材，
但是會對B型產
生有害的作用。

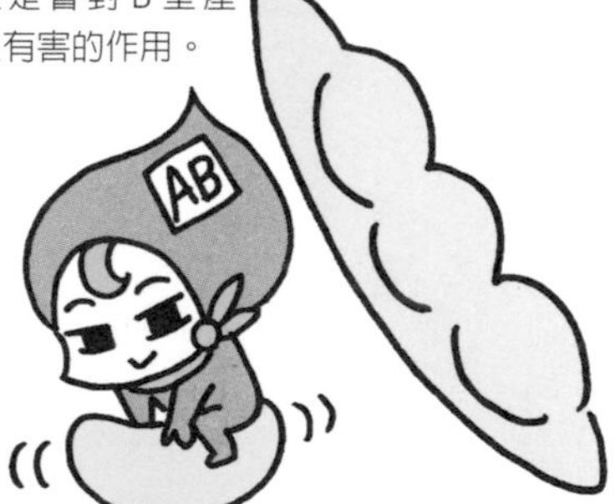
AB

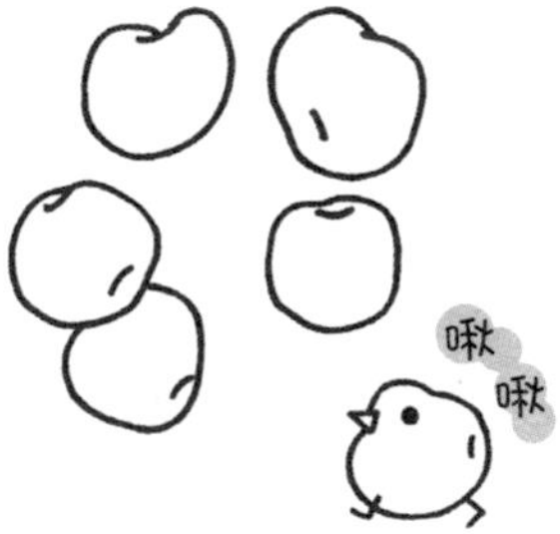
啾
啾

⬆ 雞豆（鷹嘴豆）

具有抑制糖代謝的效果，
所以要避免食用雞豆。

Good! B型小將
「不易發胖」的豆類／堅果類

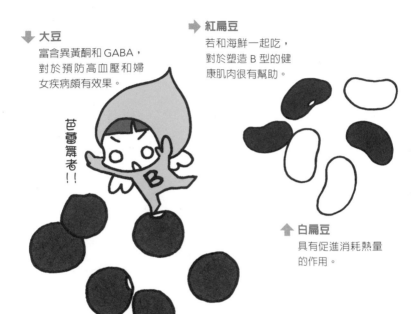

大豆
富含異黃酮和GABA，對於預防高血壓和婦女疾病頗有效果。

紅扁豆
若和海鮮一起吃，對於塑造B型的健康肌肉很有幫助。

白扁豆
具有促進消耗熱量的作用。

花生、芝麻不適合B型的體質

堅果類對於B型而言，大多含有會妨礙胰島素分泌的凝集素，所以沒什麼能夠推薦的食品。特別是花生含有妨礙肝臟機能的凝集素，要多加留意。

另一方面，紅扁豆、白扁豆、大豆等豆類適合B型的體質。這些豆類和雞蛋、乳製品一樣，是建議B型食用的蛋白質來源。

而經常用於料理中提味的芝麻難消化，會降低B型的代謝率。芝麻粉尚可，直接炒的芝麻則不要使用過量。

Bad!

B型小將

「易發胖」的油品/調味料

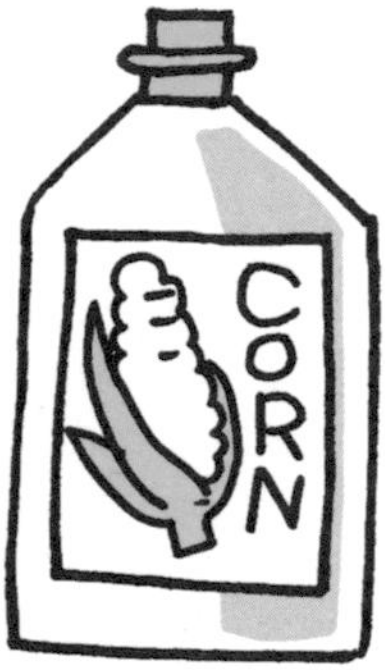

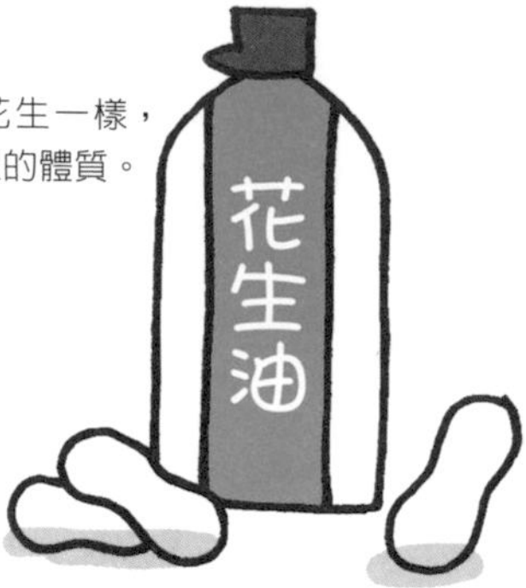

花生油

花生油和花生一樣，不適合B型的體質。

特別注意

玉米油

所含的凝集素恐怕會對B型的消化道造成負面影響。

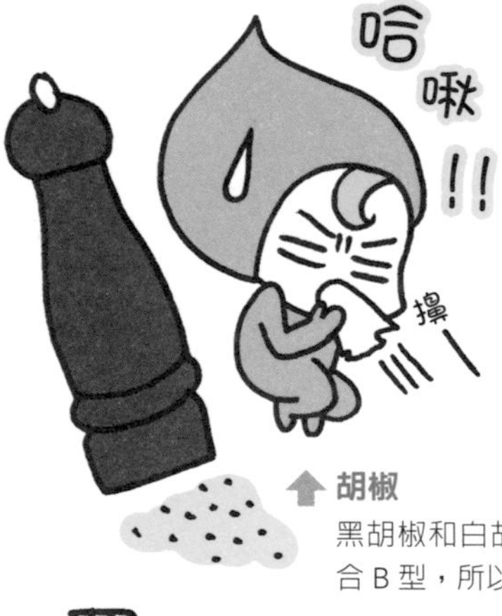

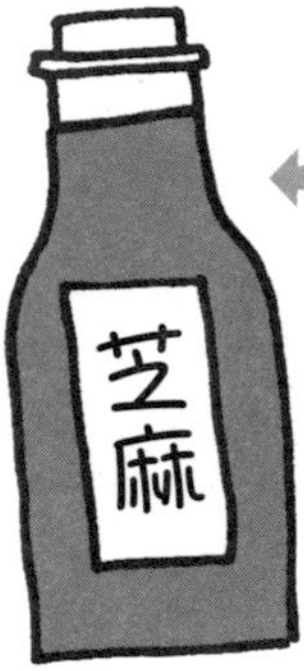

芝麻油

含有有害消化道的凝集素，所以最好避免。

胡椒

黑胡椒和白胡椒都不適合B型，所以要節制。

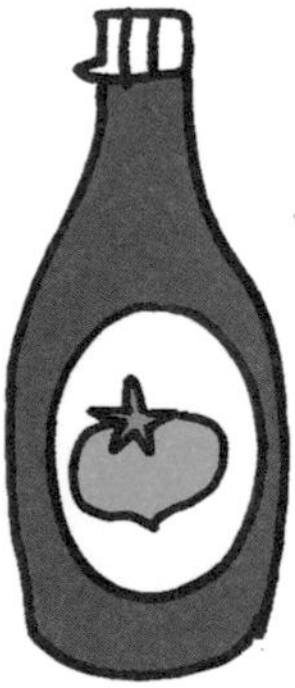

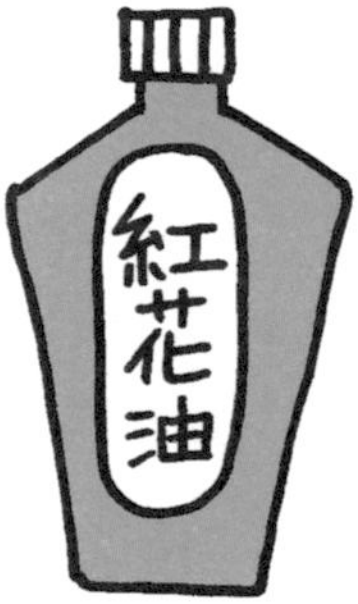

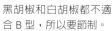

番茄醬

主要成分——番茄不適合B型的體質。

紅花油

不利於B型的消化系統，盡少使用。

B型小將

Good!「不易發胖」的油品／調味料

咖哩粉

微辣的咖哩粉會替 B 型帶來好的刺激。

橄欖油

任何血型都不會產生凝集反應的萬用油，所以 B 型也可以放心食用。

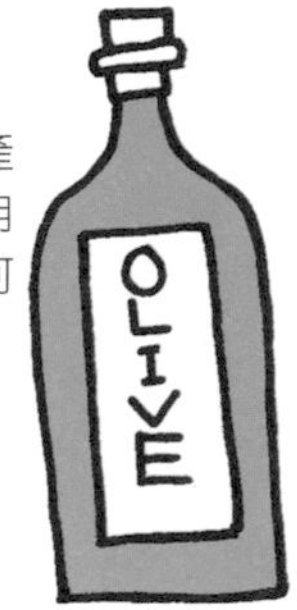

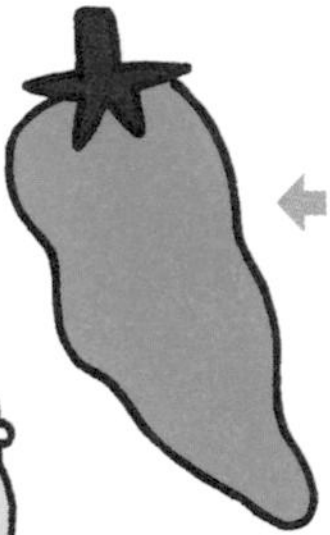

紅辣椒

紅辣椒具有暖和身體的功能，適合 B 型的體質。

美乃滋

以適合 B 型的雞蛋為原料製成的美乃滋，是建議 B 型食用的調味料。

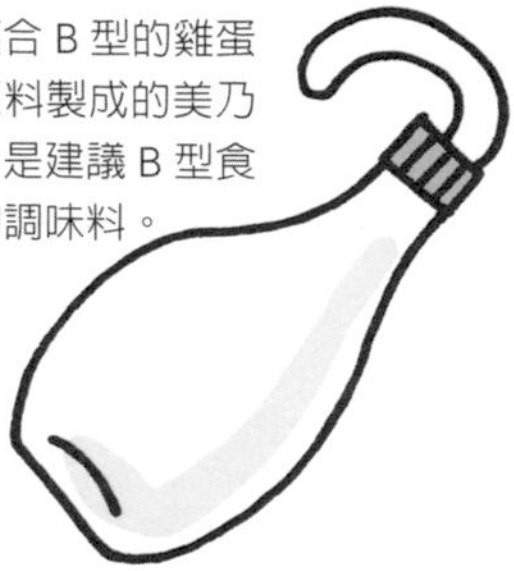

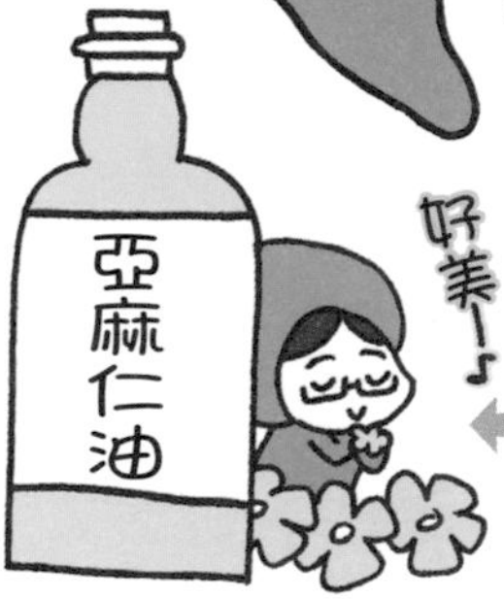

亞麻仁油

亞麻布的原料，以亞麻製成的油。又叫做亞麻籽油。

油要選擇橄欖油，可以食用美乃滋

B型的體質適合吃各種食材，但是沒什麼適合B型體質的油。若要選擇油，建議使用對任何血型都不會產生凝集反應的橄欖油或亞麻仁油。

至於調味料，咖哩粉適合B型的體質。不過，市售的咖哩塊含有大量會讓B型肥胖的麵粉，所以要注意。

此外，使用雞蛋製成的美乃滋適合B型的體質，但是使用番茄製成的番茄醬則不適合。再者，肉桂、玉米粉、大麥麥芽等調味料容易損傷B型的胃，所以也請節制。

Bad!

B 型小將
「易發胖」的飲料／甜點

蒸餾酒
燒酒、威士忌、伏特加、琴酒、萊姆酒等不適合 B 型的體質。

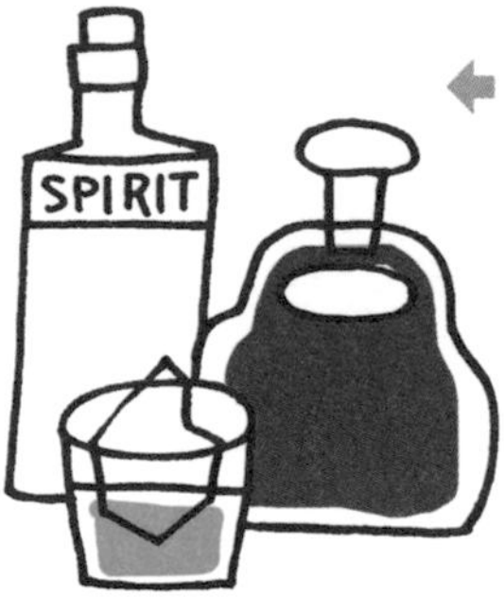

蛋糕
麵粉製的蛋糕不適合 B 型，若是使用米粉就 OK。

碳酸飲料
碳酸不適合 B 型的體質。

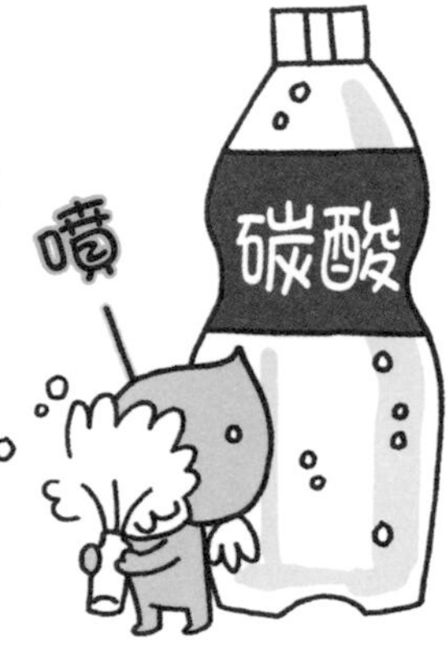

蜂蜜蛋糕
麵粉比例頗高的蜂蜜蛋糕也是最好節制的甜點。

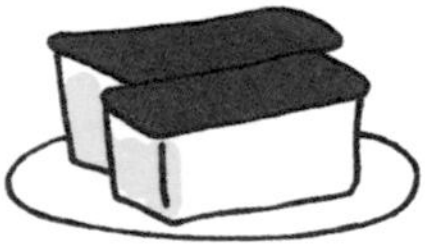

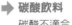

使用麵粉的甜點
麵粉會妨礙胰島素的機能，所以在瘦身時不宜食用。

甜點選擇乳製品，飯後喝茶對於調理體質有效

麵粉會妨礙胰島素的機能，所以不適合B型。充斥市面的各種甜點都使用了大量的麵粉，所以購買的時候，除了注意砂糖的量之外，也要注意麵粉的量，盡量選擇主要成分是乳製品的甜點。舉例來說，若是蛋糕，請記得選擇起司蛋糕，而不是草莓蛋糕；選擇米粉製成的甜點，而不是麵粉製成的甜點。

另外，綠茶和香草茶可以有效調理B型的體質。若要喝酒，建議喝適合B型體質的啤酒、紅酒、白酒。

Good! B 型小將
「不易發胖」的飲料／甜點

紅／白酒

無論紅酒、白酒，B 型都適合。最好選擇沒有添加抗氧化劑的。

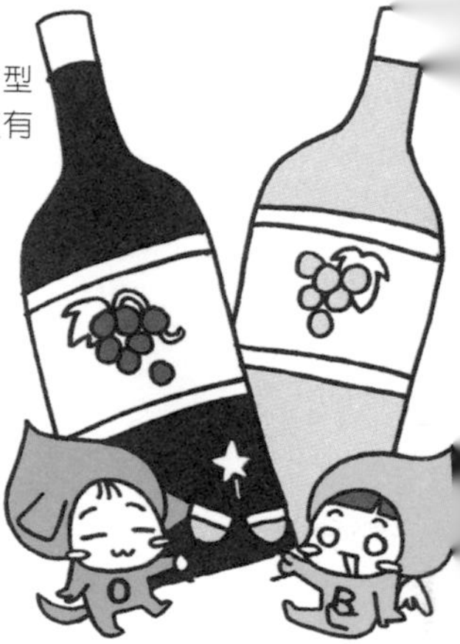

紅茶

比起咖啡，B 型最好選擇紅茶。

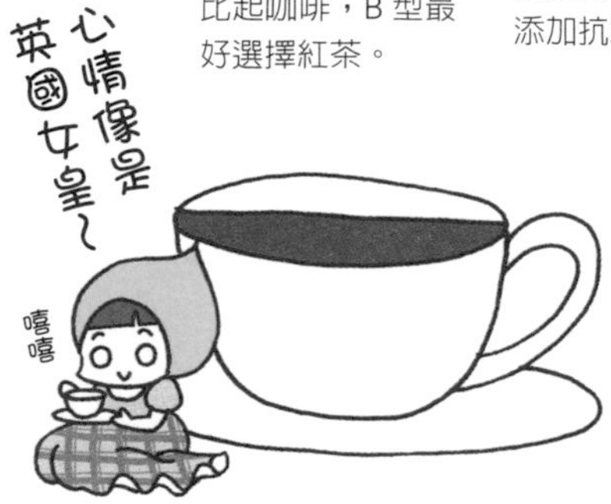
心情像是英國女皇～
嘻嘻

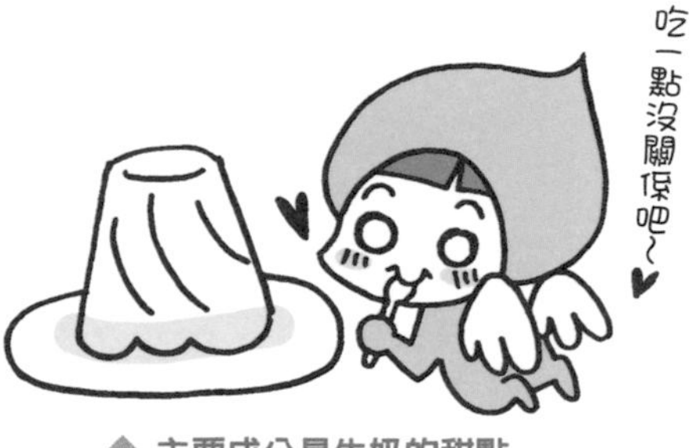
吃一點沒關係吧～

主要成分是牛奶的甜點

即使是乳製品，也要選擇沒有添加植物性油脂的甜點。

綠茶

綠茶能夠調理體質，所以建議在飯後飲用。

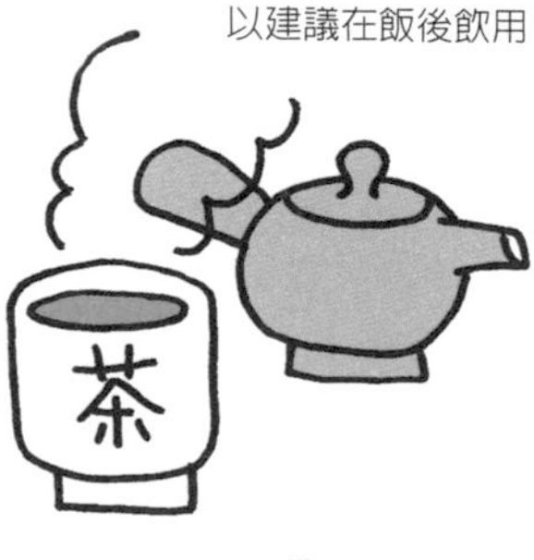
茶

香草茶

新鮮的香草富含維生素，有助於淨化身體。

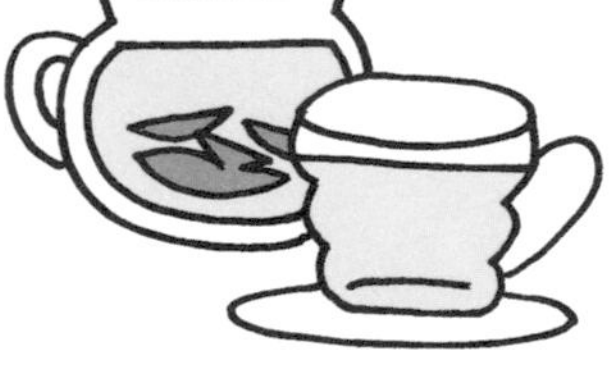

啤酒

啤酒是 B 型也能喝的酒精飲料，但是要注意別喝太多。

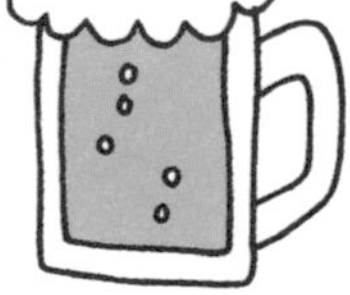

olumn 1 血型的基本知識

血型如何決定？

自己的血型是取決於父母的血型組合。你知道一般所謂的 A 型，其實也分成 AA 型和 AO 型嗎？

- AA 或 AO →變成 A 型
- BB 或 BO →變成 B 型
- OO →變成 O 型
- AB →變成 AB 型

O 遇上 A、B 會變成隱性，所以如果父母是 AO、BO，就有可能生出 A、B、O、AB 所有血型的孩子。相反地，如果父母都是 OO，就只能生出 O 型的孩子。

血型遺傳的例子

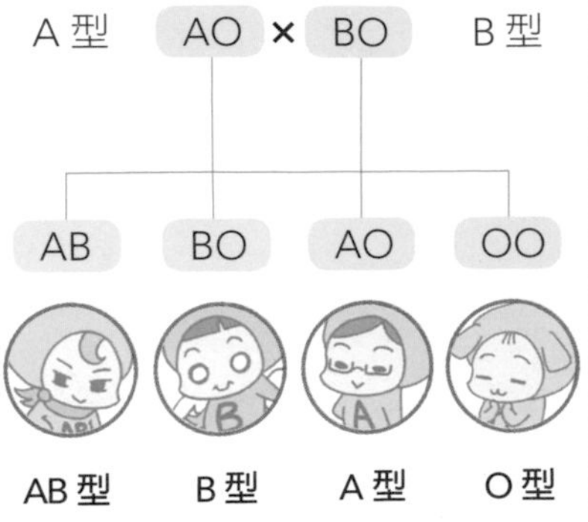

O 型受到家人歡迎，但是……？

輸血的前提是血型要相同，但緊急時，如果不知道患者的血型，往往會暫時先輸 O 型的血液。因為 O 型遇上 A、B 型會變成隱性，所以輸血給所有血型都沒有產生排斥反應的危險性。然而，O 型本身只能接受同是 O 型的血液。

O 型能救 A 型……

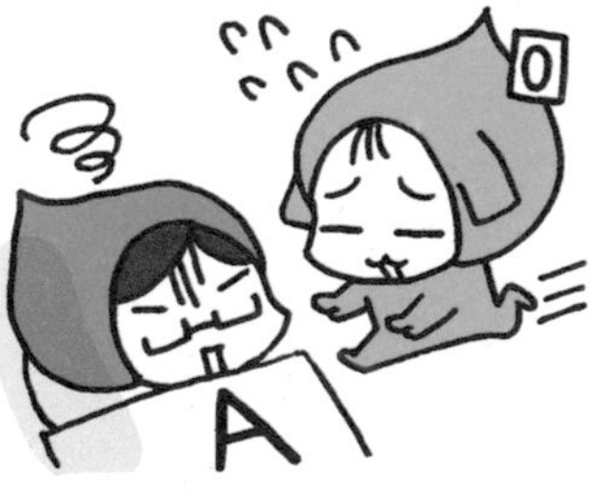

B、AB 型也能靠 O 型獲救……

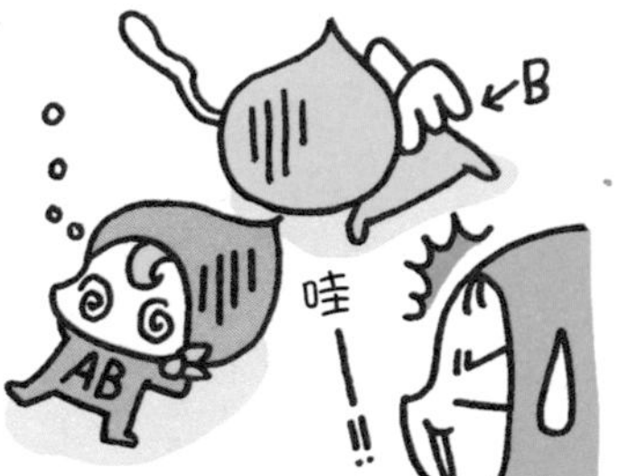

但 O 型性命垂危時，只有 O 型才救得了 O 型……

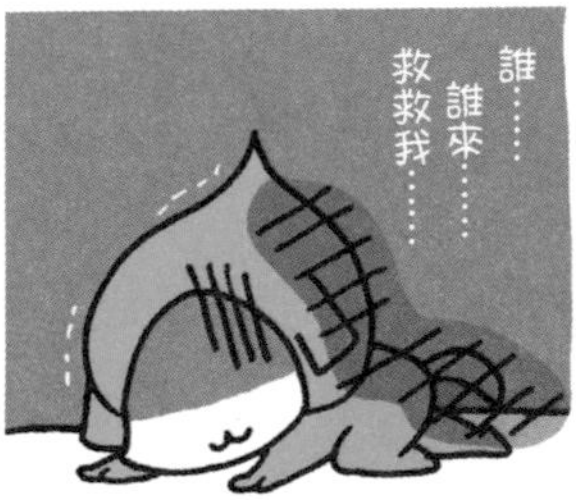

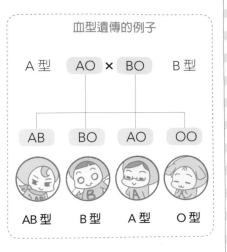

3

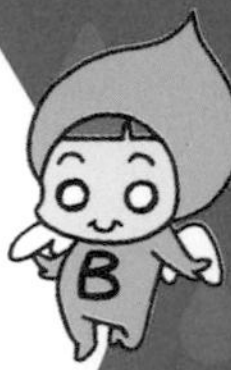

透過飲食實踐！

B 型小將瘦身術

以第 2 章介紹的「不易發胖的食材」，實際融入日常菜色。請配合自己的血型，運用在每天的生活當中。

check!!

確認B型小將的瘦身料理！

如果掌握用來塑造易瘦體質的飲食重點，就能更有效率地瘦身。
在此，介紹能夠輕易挑戰的瘦身食譜。

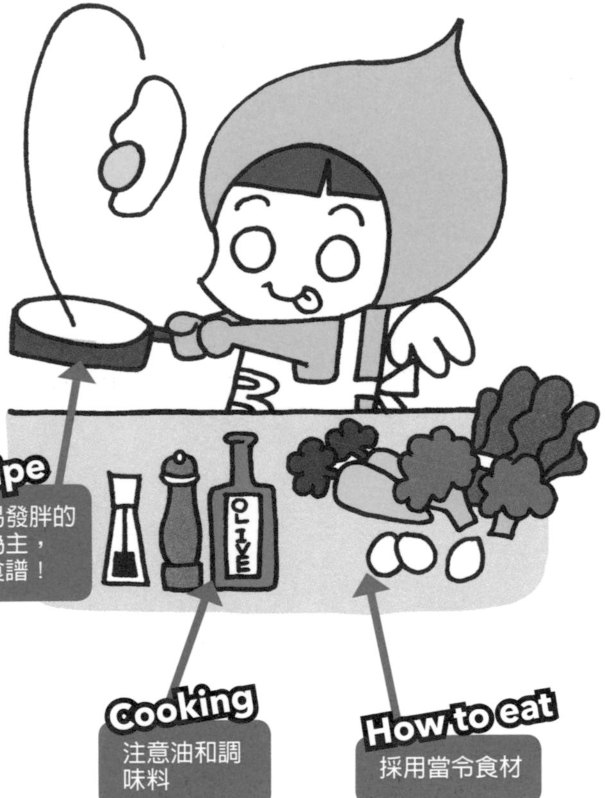

Recipe
以不易發胖的食材為主，挑戰食譜！
詳見 P62

Cooking
注意油和調味料
詳見 P55

How to eat
採用當令食材
詳見 P51

基本上，飲食要配合季節！

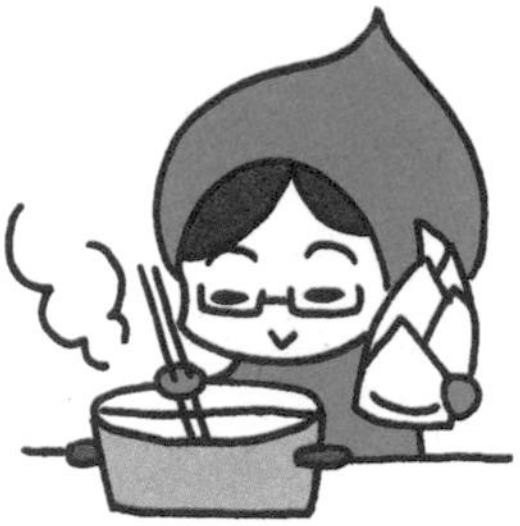

春　高麗菜、青花菜、洋香菜等

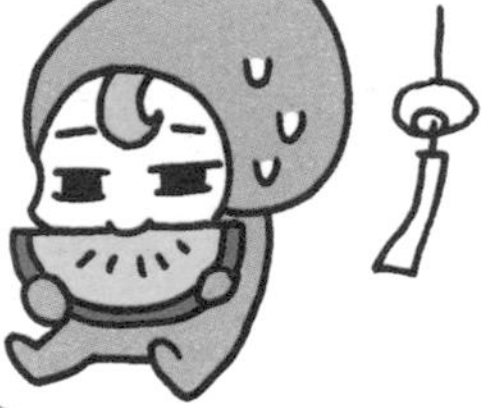

夏　青椒、鳳梨、茄子等

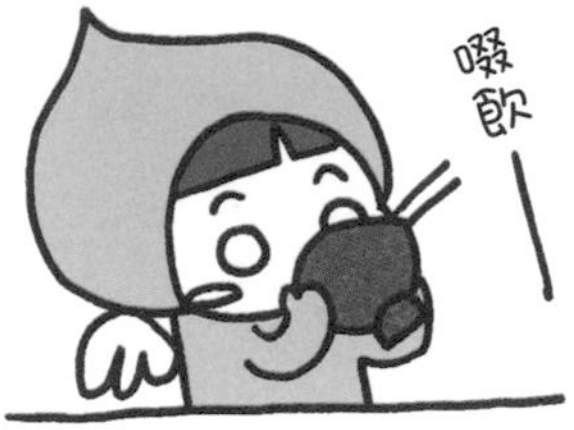

秋　地瓜、香菇等

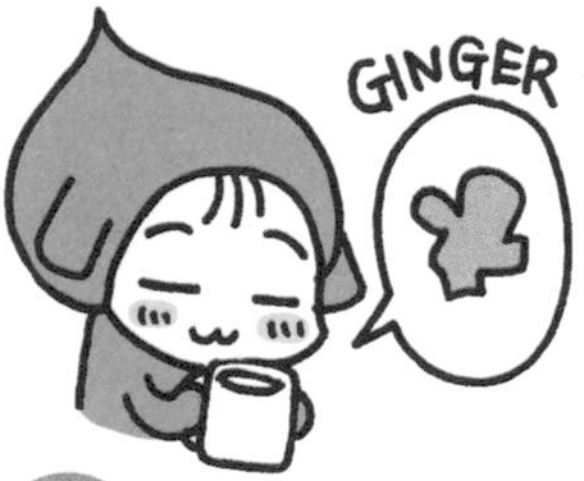

冬　薑湯、花椰菜、白菜等

1 塑造易瘦體質的飲食知識

只是減少攝取熱量，也無法獲得漂亮的身材。首先，要介紹的是希望你事先掌握的飲食基本概念。

選擇當令食材，吃出高品質

想要瘦得漂亮，必須配合身體狀況攝取營養。為了做到這一點，重點在於食材要配合季節。我們的身體原本就隨著大自然運作，與時俱進，飲食生活要配合季節烹煮食材。

必須以適合血型的食材為主，春天把食材煮軟食用、夏天選擇水分多、好消化的蔬菜、秋天盡量避免生菜、冬天吃根菜等暖和身體的食材。

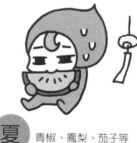

提高營養吸收的蔬菜吃法

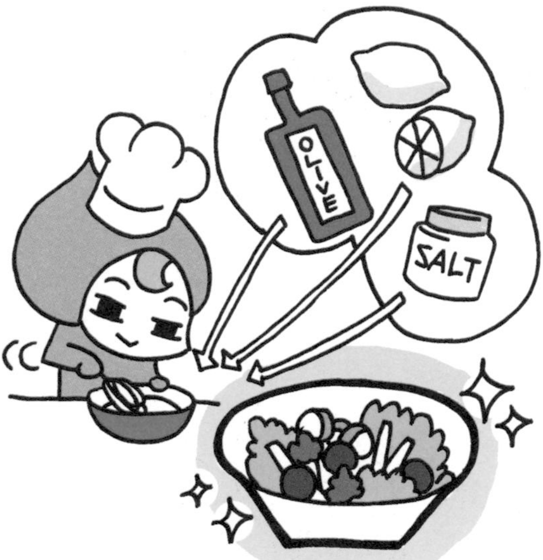

建議 B 型的蔬菜沙拉

- 青花菜
- 高麗菜
- 胡蘿蔔
- 洋香菜

橄欖油沙拉醬的做法

特級初榨橄欖油 3 大匙、檸檬汁 3 大匙、天然鹽少許，放入密閉容器充分搖晃。等到稍微變白即完成。依照個人喜好加入酒醋、醬油、胡椒、洋香菜、羅勒等亦可。

添加少量的橄欖油比無油更好

有人主張吃生菜最好選用無油的沙拉醬，但要讓身體充分吸收蔬菜的營養素，必須要有油分。一般人認為冬天吃生菜會使身體寒冷，所以最好節制，但如果和油分一起攝取，就能預防身體寒冷。

不過，市售沙拉醬用的油可能較差，所以最好自製橄欖油沙拉醬。橄欖油是建議所有血型食用的油。

此外，以適合自己血型的蔬菜打成蔬菜汁飲用，也對瘦身有幫助。

避免中毒的吃肉方法

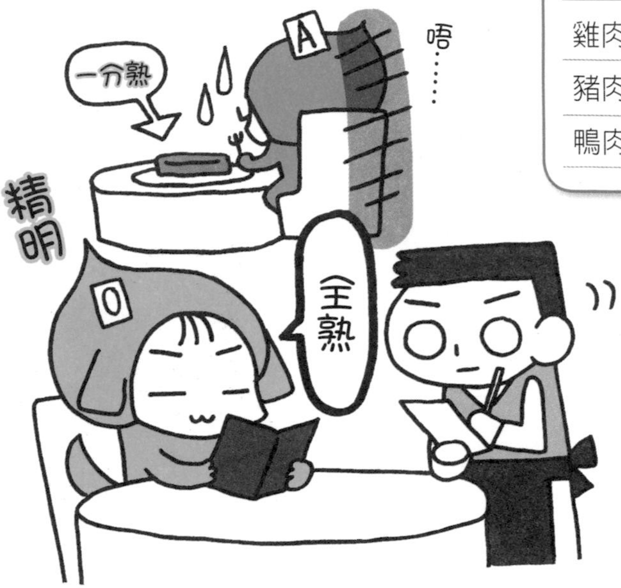

B型要特別注意的肉

雞肉

豬肉

鴨肉

熟度最好吃全熟，不要吃一分熟

據說人體最好保持「弱鹼性」。無論哪一種血型，要塑造健康的身體，重點在於不過度偏頗地攝取「酸性」的肉或「鹼性」的蔬菜，均衡地飲食。

一般人往往覺得一分熟或五分熟的牛排較美味，但未熟透的肉可能帶有病原體，在不適合自己血型的情況下，如果沒有煮熟，就容易產生毒物反應。此外，洋香菜等會消除肉的毒素，有助於消化，所以最好一併食用。

吃甜食、喝酒的方法

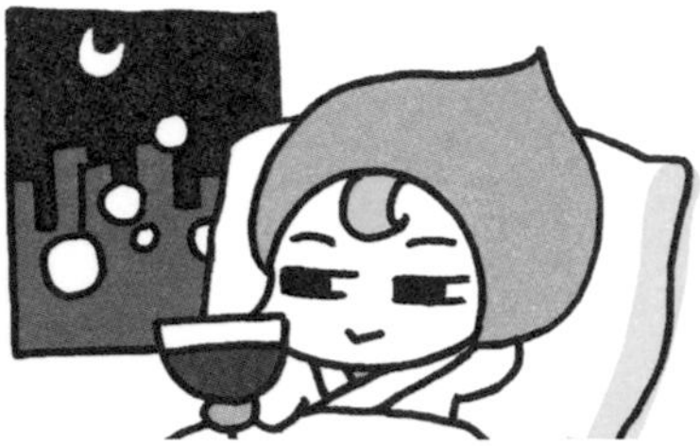

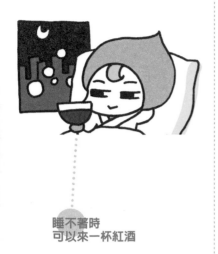

睡不著時
可以來一杯紅酒

甜食一定要在飯後吃

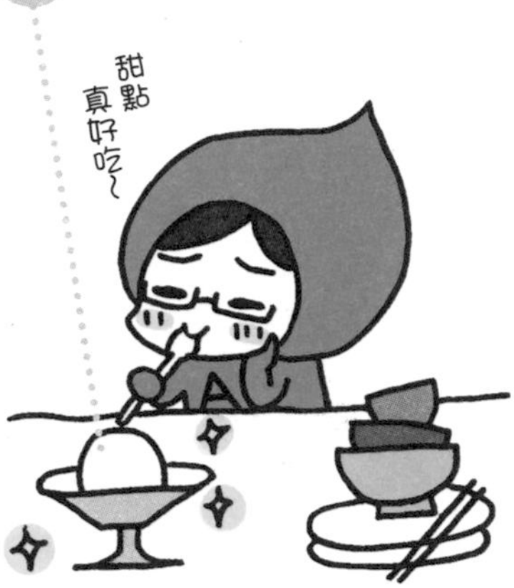

血糖值快速上升
會招來惡性循環

甜食是瘦身的敵人。一吃甜食，血糖值就會上升，暫時覺得疲勞消除，但快速上升的血糖值又會快速下降，所以會陷入又想吃甜食的惡性循環。為了避免這種惡性循環，甜食請務必在飯後吃。

此外，不熬夜、睡眠充足，能夠促進體脂肪減少，所以瘦身時要記得早睡，最好在就寢前2小時用餐完畢。再者，不易入睡的人可以在就寢前喝一杯紅酒。

Q：B型小將的瘦身料理是？

A：活用橄欖油，煮出變化多端的料理。

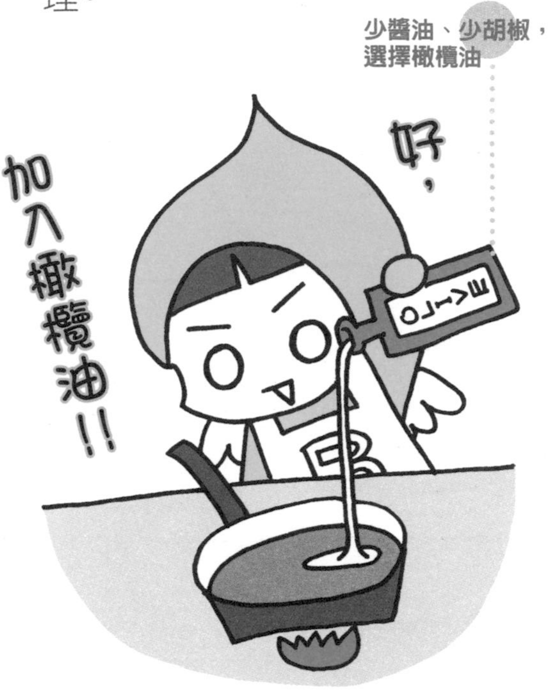
少醬油、少胡椒，
選擇橄欖油
好，
加入橄欖油！！
OLIVE

2 B型小將的瘦身料理重點

適合每一種血型的烹調方法也有所不同。如果搭配適合的食材，效果會進一步提升！

以各種食譜瘦身，但要注意油和調味料

基本上，B型能夠享用各種菜色，像是日式料理、西餐、中餐等。請以適合身體的食材為主，挑戰各種食譜。

不過，烹煮時必須注意選擇適合身體的油和調味料。炒菜的油要使用橄欖油，不要選用芝麻油或玉米油。而調味料則建議B型選擇咖哩粉或洋香菜。請注意不要使用太多胡椒或醬油。

B 型小將的 **最佳「早餐」範例**

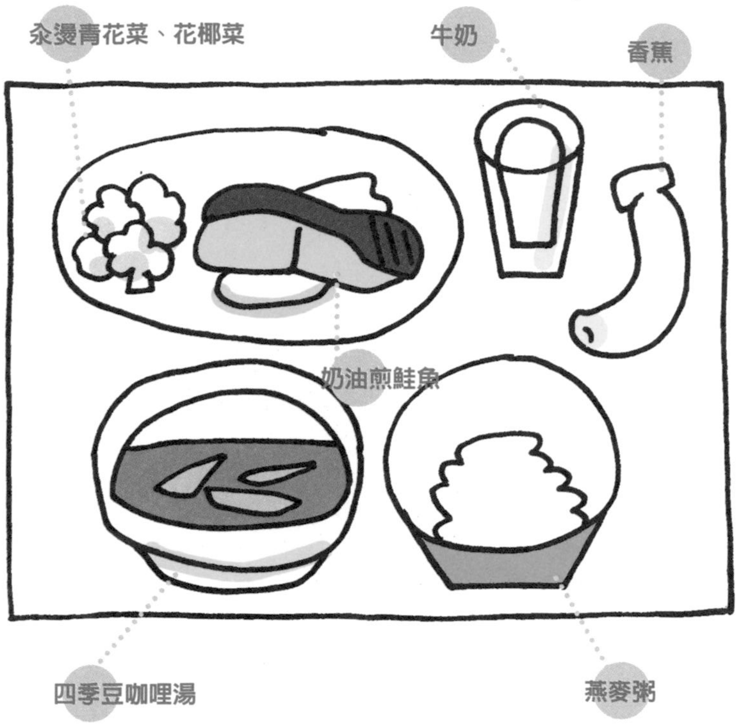
汆燙青花菜、花椰菜
牛奶
香蕉
奶油煎鮭魚
四季豆咖哩湯
燕麥粥

均衡地搭配各種菜色

B型能夠選擇較富變化的食材，所以要巧妙地搭配食材，均衡地吃三餐。

早餐盡量吃飯，不要吃麵包，也建議食用適合B型體質的燕麥牛奶粥。此外，B型小將早上吃香蕉配牛奶，也可產生瘦身效果。

另外，吃肉的時候最好選擇能夠一併吃到蔬菜的菜色，像是燉煮適合身體的蔬菜什錦湯，能夠有效率地攝取蔬菜，所以是務必納入三餐的菜色。

B 型小將的 **最佳「午餐」範例**

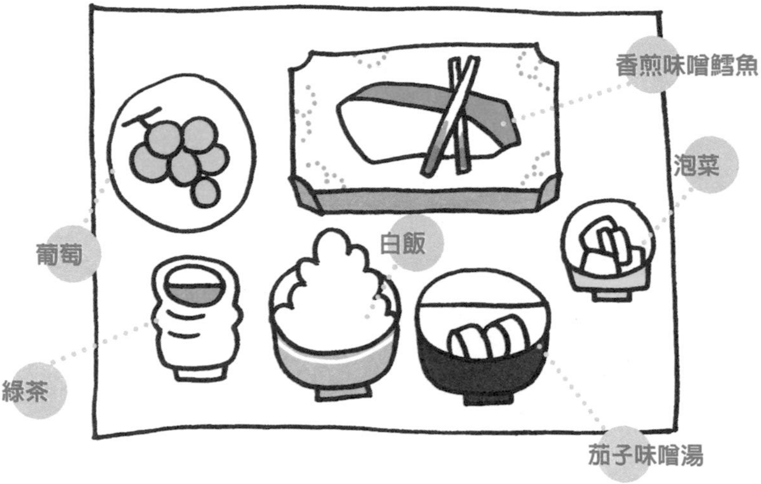
香煎味噌鱈魚
泡菜
葡萄
白飯
綠茶
茄子味噌湯

B 型小將的 **最佳「晚餐」範例**

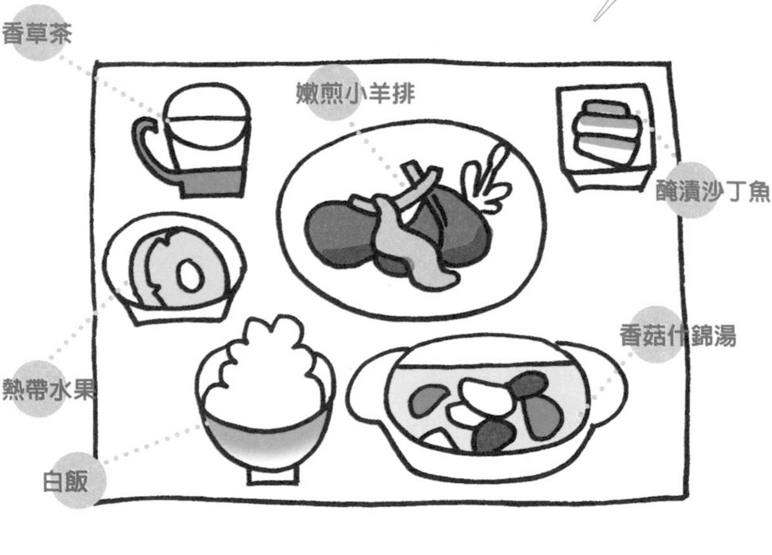
香草茶
嫩煎小羊排
醃漬沙丁魚
香菇什錦湯
熱帶水果
白飯

實踐 3

B型小將「易發胖」的點心

一般人認為瘦身時要嚴禁點心，但「血型瘦身術」可以吃點心！在此，介紹如何巧妙地吃點心。

Q：B型小將的點心是？
A：巧妙地攝取，穩定血糖值。

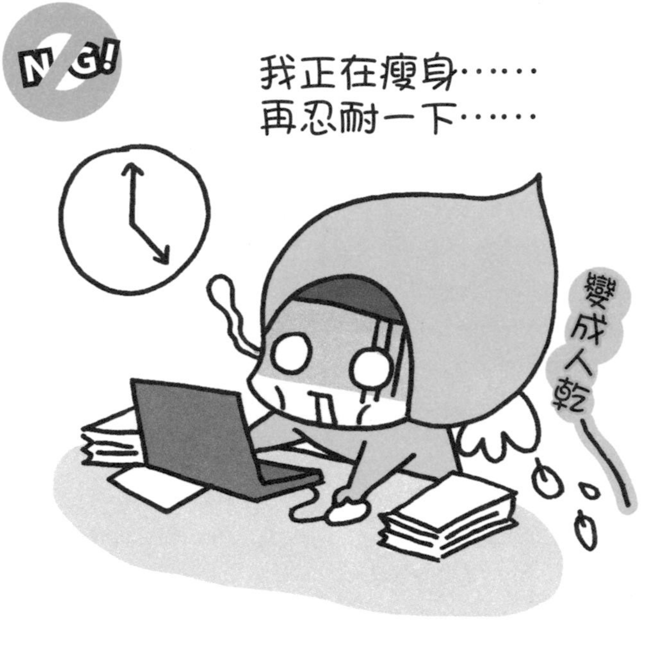

優格等乳製品最適合當作點心

B型的血糖值容易下降，所以必須巧妙地吃點心，使血糖值穩定。最好吃適合體質的乳製品或水果。也建議食用加了鳳梨、香蕉等水果的優格。

不過，吃蛋糕或麵包等使用麵粉的甜點易發胖，所以要注意別吃太多。B型小將如果搭配香草茶一起吃點心，身心都會感到舒暢。

建議積極攝取的點心

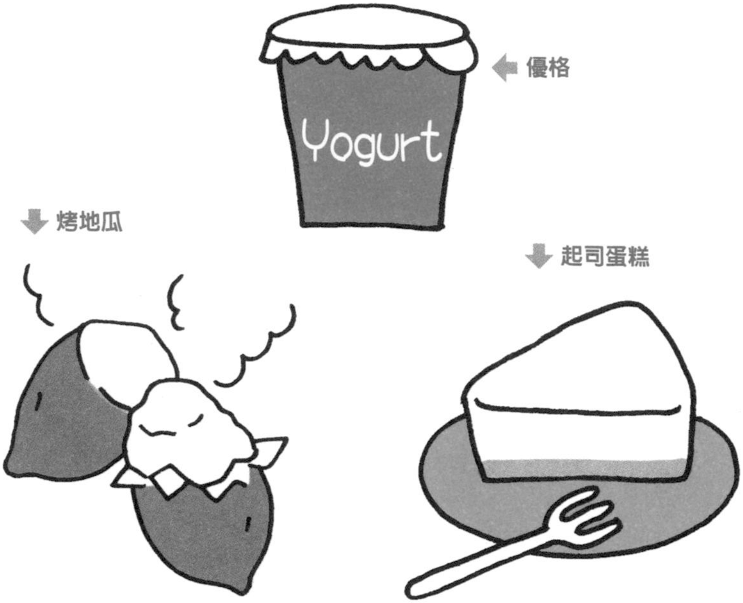

建議的組合一覽表

點心		飲料
烤地瓜		綠茶
優格	+	玫瑰果茶
起司蛋糕		紅茶
香蕉		牛奶

實踐 4

B型小將「不易發胖」的外食

外食容易攝取過多熱量，但有時也必須滿足一下口腹之慾。不過，要對選菜下一番功夫。

Q：B型小將的外食重點是？

A：只要選對菜色，外食也不用怕！

NG!

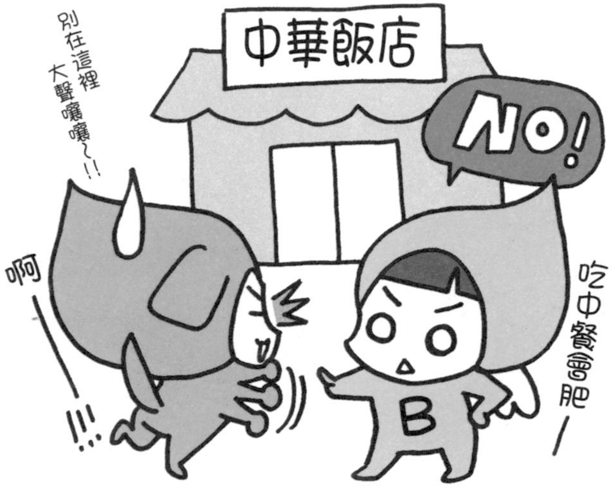

中華飯店
NO!
吃中餐會肥—
別在這裡大聲嚷嚷～!!
啊——!!!

外食的原則也一樣，要選擇有益身體的食材

外食的時候，常常很難隨心所欲地選擇食材。可是，不必變得神經質。這種瘦身術即使一天破功，也不代表失敗。就算有一、兩天吃了對身體不好的食物，之後幾天以對身體有益的食物為主就行了。不必試圖排除所有不適合體質的食物，而是均衡飲食，選擇較佳的菜色。

如果不知道該吃什麼，就選這些吧！

義大利菜

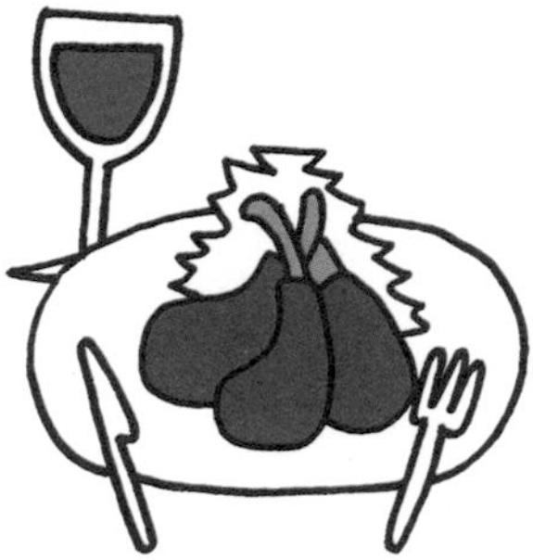

小羊排和紅酒

羊肉是最適合 B 型體質的肉。
不妨選擇再加上起司的菜色。

漢堡店

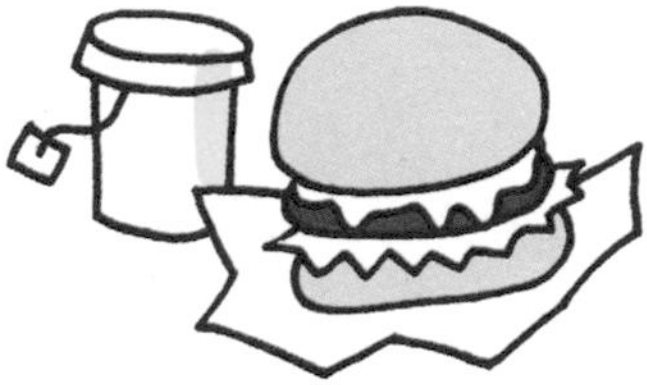

起司漢堡和熱紅茶

漢堡容易營養不均衡，
所以要加上適合 B 型體質的起司。

居酒屋

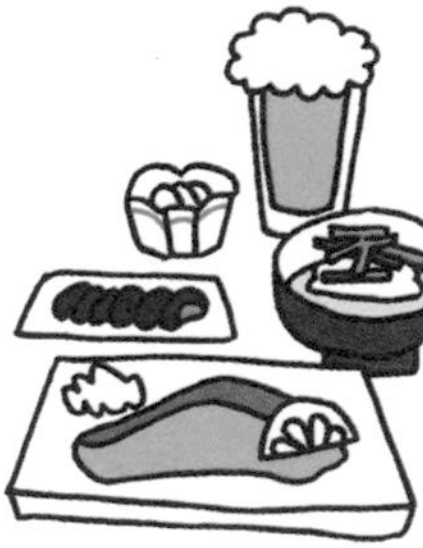

奶油煎鮭魚、醃漬茄子、泡菜、茶泡飯和啤酒

在居酒屋選擇菜色，要以魚和蔬菜為主。
啤酒適合 B 型的體質。

中華料理

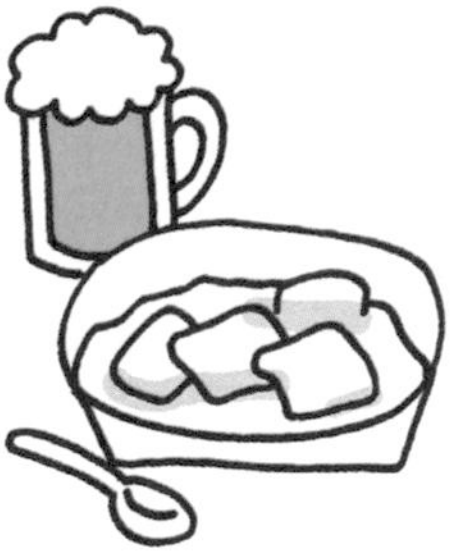

奶油燉白菜和啤酒

中華料理偏油，要選擇乳製品和蔬菜多的菜色。

加入白飯代替肉

高麗菜捲燉飯

配合不適合吃豬肉的B型體質而設計的菜色。
如果把白飯當餡，就是一份沒有肉也非常耐餓的餐點！

266 Kcal／1人份

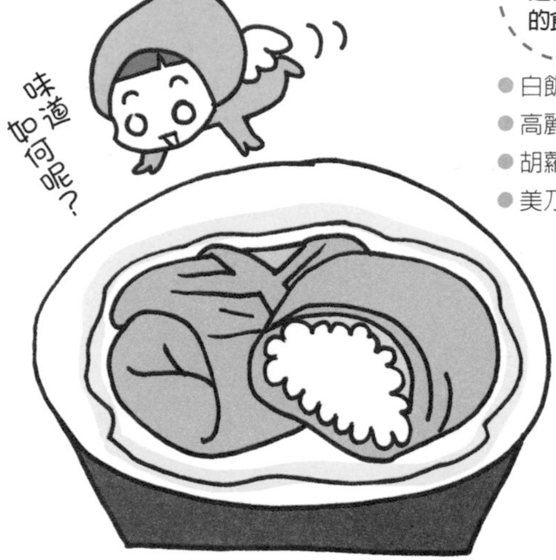

這些是適合B型的食材！

- 白飯
- 高麗菜
- 胡蘿蔔
- 美乃滋

材料（2人份）

高麗菜……4片
胡蘿蔔……10g
白飯……200g
高湯塊……2個
美乃滋……1大匙
鹽……少許
水……600cc

做法

1. 高麗菜從外側一片一片剝下葉子，然後水洗。胡蘿蔔切碎。
2. 高麗菜放入水滾的鍋子汆燙30秒左右，然後泡水。
3. 將白飯、胡蘿蔔和美乃滋放進料理碗攪拌，以鹽調味。
4. 將3放在2上捲起，整個捲好之後，以牙籤固定，以免散開。
5. 將水和高湯塊放進鍋子加熱，高湯塊溶解之後，放進4，燉煮5～10分鐘。
6. 盛盤，淋上湯汁。

依照每一種血型，介紹使用有益身體的食材做出的瘦身食譜！每一道菜都很簡單，務必挑戰看看。

以有益身體的沙丁魚為主菜

沙丁魚可樂餅

適合 B 型體質的沙丁魚富含 DHA、EPA、不飽和脂肪酸等有益身體的成分。添加洋香菜還有排毒功效。

221 Kcal / 1 人份

這些是適合 B 型的食材！

- 沙丁魚
- 高麗菜
- 洋香菜

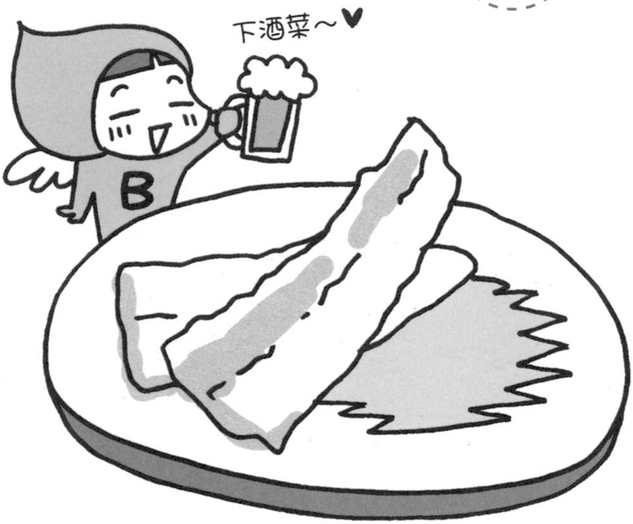

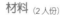

材料 (2 人份)

沙丁魚……4 條
高麗菜……2 片
馬鈴薯……1 顆
雞蛋……1/2 顆
麵包粉……2 大匙
太白粉……2 大匙
乾燥洋香菜……少許
鹽……適量

做法

1 沙丁魚去頭，剖開取出內臟，然後撒些許鹽。
2. 高麗菜切絲備用。
3. 馬鈴薯削皮，切成 8 等份，水煮至木籤能夠刺穿的軟度。
4. 從鍋子拿出 3 的馬鈴薯搗碎，然後加入鹽和乾燥洋香菜攪拌，做成馬鈴薯泥。
5. 將 4 鋪在沙丁魚片其中一面，依序沾上太白粉、蛋汁、麵包粉，以 170℃的油炸金黃色即可起鍋。
6. 在盤子鋪上高麗菜絲，然後盛上 5 即可。

使用 B 型也能吃的橄欖油！

香煎鮭魚

使用連不適合吃油的 B 型也能吃的橄欖油，替鮭魚增添香味，然後包在錫箔紙中。若是加入菇類，風味更佳。

257 Kcal / 1 人份

這些是適合 B 型的食材！

- 鮭魚
- 香菇
- 橄欖油

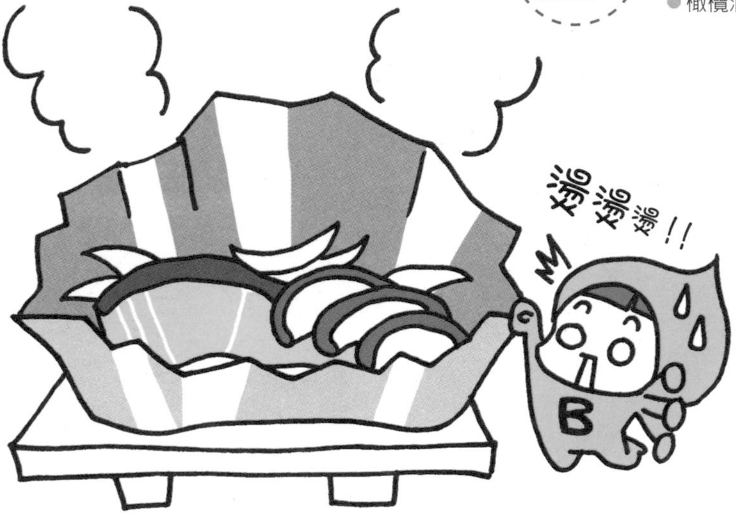

材料 (2 人份)

鮭魚……2 片
洋蔥……1/2 顆
香菇……4 朵
橄欖油……1 大匙
鹽……少許
胡椒……少許

做法

1. 在鮭魚的兩面撒上鹽、胡椒備用。
2. 洋蔥和香菇切成薄片備用。
3. 在剪成 20cm 正方的錫箔紙一面塗上橄欖油。依序放上洋蔥、鮭魚、香菇，將錫箔紙包起來。
4. 將 3 放在加熱的平底鍋上，蓋上蓋子，以中火煎 7 ～ 8 分鐘。
5. 打開錫箔紙，煮熟後即完成。

麻糬和羔羊肉的豐盛焗烤

白醬羊肉焗麻糬地瓜

以適合 B 型體質的羔羊肉、牛奶和青花菜為主，再加上地瓜和麻糬，是一道份量滿分的菜色。

這些是適合 B 型的食材！

- 羔羊肉
- 牛奶
- 白飯
- 地瓜
- 青花菜

655 Kcal / 1 人份

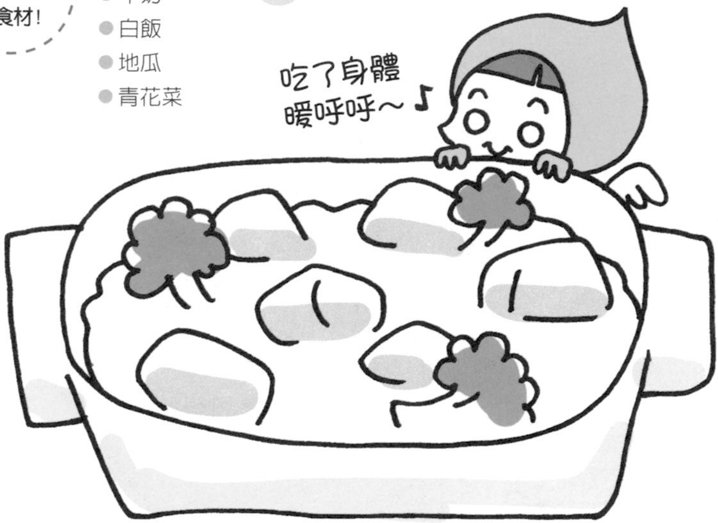

材料 (2 人份)

羔羊肉……100g
洋蔥……1/2 顆
地瓜……50g
青花菜……1/6 朵
麻糬……1 個
白飯……360g
牛奶……200cc
橄欖油……1 小匙
奶油……3 小匙
高湯塊……1/2 個
鹽……少許

做法

1. 羔羊肉切成一口大小，洋蔥切成薄片。
2. 地瓜切成 1cm 左右的塊狀，青花菜掰成小朵，分別以鹽水汆燙備用。
3. 麻糬切成 5cm 左右備用。
4. 將橄欖油倒進平底鍋加熱後加入洋蔥。炒軟之後，再加入羔牛肉。
5. 將牛奶和奶油放進鍋子加熱，然後加入 3，充分攪拌，直到麻糬塊不見為止。接著，加入高湯塊和鹽，繼續攪拌，直到變得濃稠為止。
6. 把白飯裝進容器，放上 2 和 4，然後淋上 5。
7. 將 6 放進預熱至 200˚C的烤箱烤 10 分鐘，烤至焦黃即可。

沒有食慾的時候！

鯛魚雙享蓋飯

使用對身體好處多多的鯛魚來製作豪華的雙享蓋飯。建議一開始先淋上醬油品嚐，然後再淋上綠茶享用。

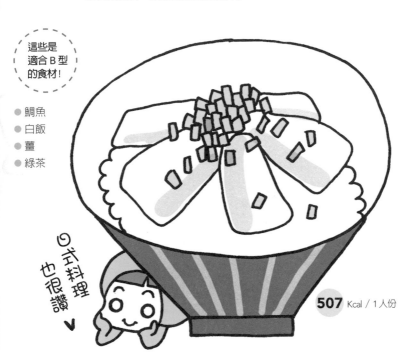

這些是適合 B 型的食材！

- 鯛魚
- 白飯
- 薑
- 綠茶

507 Kcal / 1 人份

材料 (2 人份)

鯛魚……1 塊
薑……1 片
細蔥……適量
白飯……400g
橄欖油……1 大匙
醬油……適量
綠茶……適量

做法

1. 鯛魚切成薄片，撒上鹽備用。
2. 將橄欖油倒進平底鍋加熱，將 1 的一半魚片迅速煎一下。
3. 薑切絲，細蔥切成蔥花。
4. 將白飯放進料理碗，然後加入 3 的薑及一半的蔥花，攪拌之後，盛在容器。
5. 將煎過的鯛魚和生的鯛魚交疊在 4 的白飯上，然後撒上適量的蔥花。
6. 附上醬油和綠茶即大功告成。

適合 B 型的清爽甜點

木瓜優格

將新鮮的熱帶水果，放在適合 B 型的優格上就完成了！也可以加上香蕉，當作早餐享用。

這些是適合 B 型的食材！

- 木瓜
- 優格

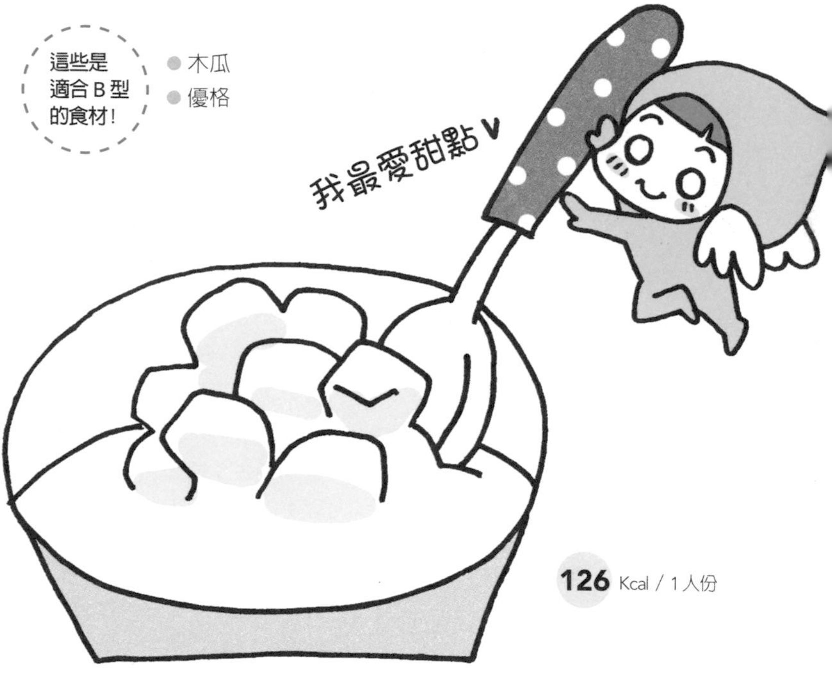

126 Kcal / 1 人份

材料（2 人份）

木瓜……1/2 個
原味優格……200g
檸檬汁……1 大匙
蜂蜜……1 大匙

做法

1. 將木瓜削皮去籽，切成 1cm 的塊狀，淋上檸檬汁備用。
2. 將蜂蜜加入優格攪拌。
3. 將 2 的優格放進容器，然後放上木瓜。

※ 也可以依照個人喜愛，放上薄荷點綴。

Column 2

建議 B 型小將服用的營養補充品

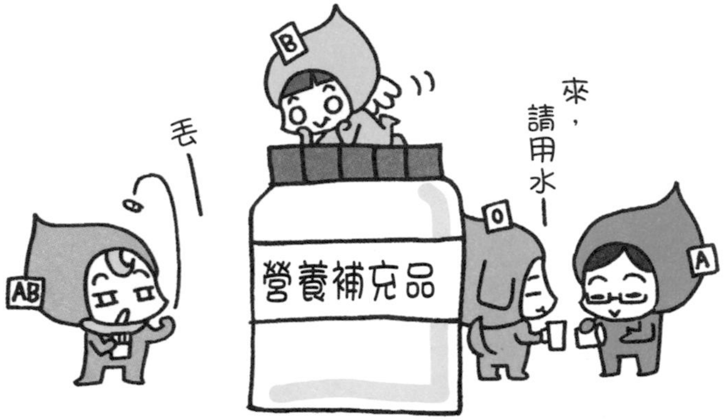

服用提高免疫力和糖代謝效率的營養補充品

B 型是能夠靈活因應環境的變化，攝取各種食品的血型，所以如果注意正常飲食，通常不太會營養不均衡。然而，有些營養素無法在一般的飲食中充分攝取。為了提高對抗病毒的免疫力，最好透過營養補充品補給鎂等營養素。

最好積極攝取的營養補充品

鎂

↓

富含於鹽滷的鎂，具有提高碳水化合物代謝的作用。

卵磷脂

↓

對於 B 型而言，黃豆食品容易造成肥胖，無法充分攝取卵磷脂，所以最好透過營養補充品補給。

生物素（維生素 H）

↓

對於 B 型而言，生物素是代謝脂肪所必需的營養素，具有穩定血糖值的功效。

4

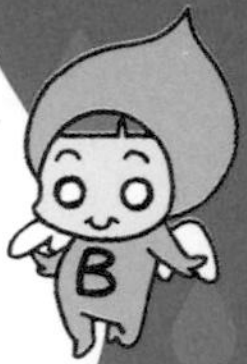

B 型小將的
生活習慣瘦身術

為了瘦得漂亮，除了飲食之外，重新檢視生活習慣也很重要。除了持續作息規律的生活，也可以從血型獲得更多健康的知識與啟發。

check!!

B型小將的生活容易變成這樣……

Life style

無法訂定規則，
按照心情行事

詳見 P71

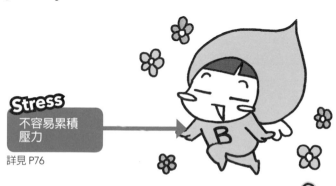

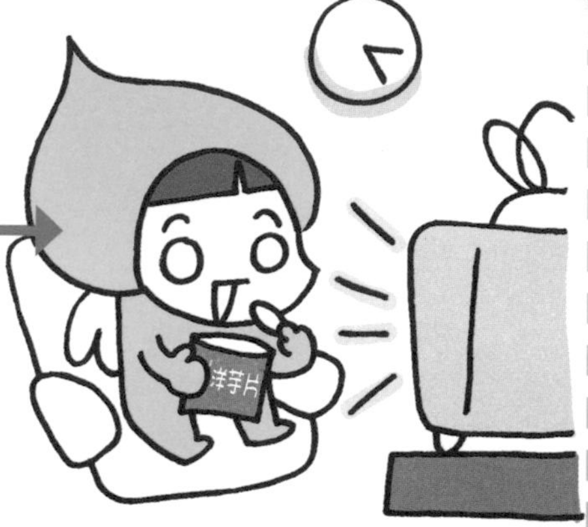

Exercise

即使決定要做，
也是三分鐘熱度，
無法持之以恆

詳見 P72

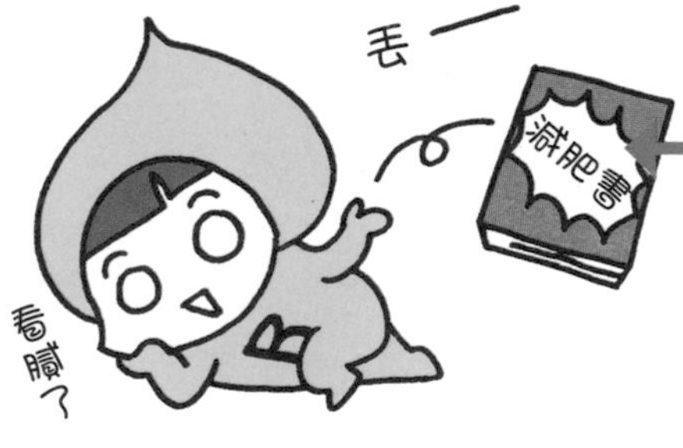

Stress

不容易累積
壓力

詳見 P76

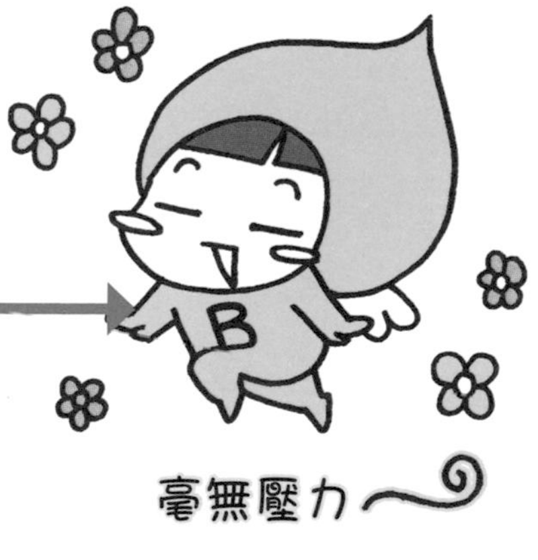

習慣。說不定是受到自己血型的負面影響。

Q：B 型小將的瘦身知識？
A：勤於補充營養。

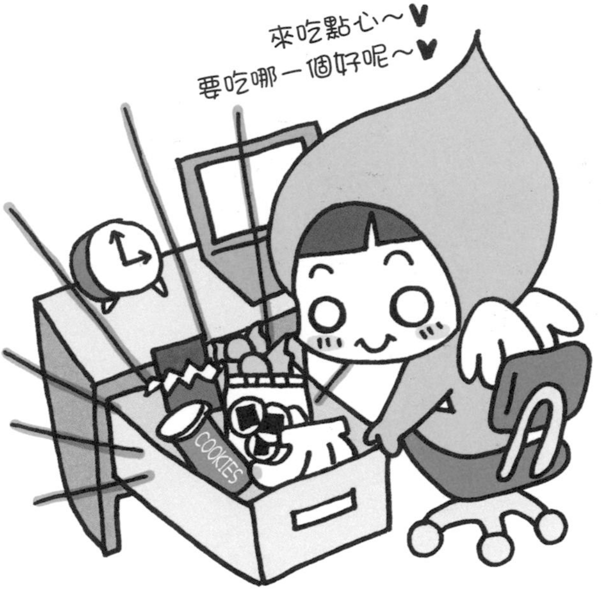
來吃點心～
要吃哪一個好呢～
COOKIES

睡眠充足，三餐正常

B型有時喜怒無常，生活作息容易變得不規律，常常一不小心就熬夜，所以要記得早睡，並保持睡眠充足。

此外，B型的血糖值容易下降，而且容易疲勞，若是沒固定進食或空腹時間過長，身心就會累積壓力。因此，請三餐正常，勤於補充營養。

生活習慣 2

建議B型小將做的運動

有效的運動也會依血型而有所不同。做適合自己的運動，能夠更有效率地塑造玲瓏有致的體形。

Q：B型小將適合的運動是？

A：能夠邊玩邊進行，而且不會膩的運動。

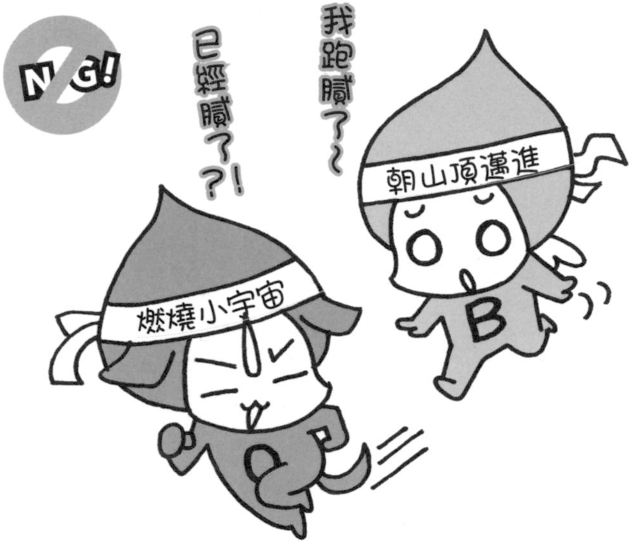
NG!
我跑膩了～
已經膩了？！
朝山頂邁進
燃燒小宇宙

勤於補充水分！

對於B型而言，運動時補充水分非常重要。不過，要選擇國產的軟水（礦泉水），而不是含有大量砂糖的運動飲料。

有益身心的運動會調理B型的身體狀況

同時注意飲食和運動，B型就容易長出像游牧民族一樣線條優美的肌肉。

B型一旦低血糖，身體就容易感到疲倦，或者情緒起起伏伏，所以不太建議做單調而痛苦的運動。B型適合能夠邊玩邊鍛鍊身體的運動。此外，巧妙地組合劇烈動作和輕鬆動作、有益身心的運動也對瘦身很有幫助。

建議B型小將做的運動！

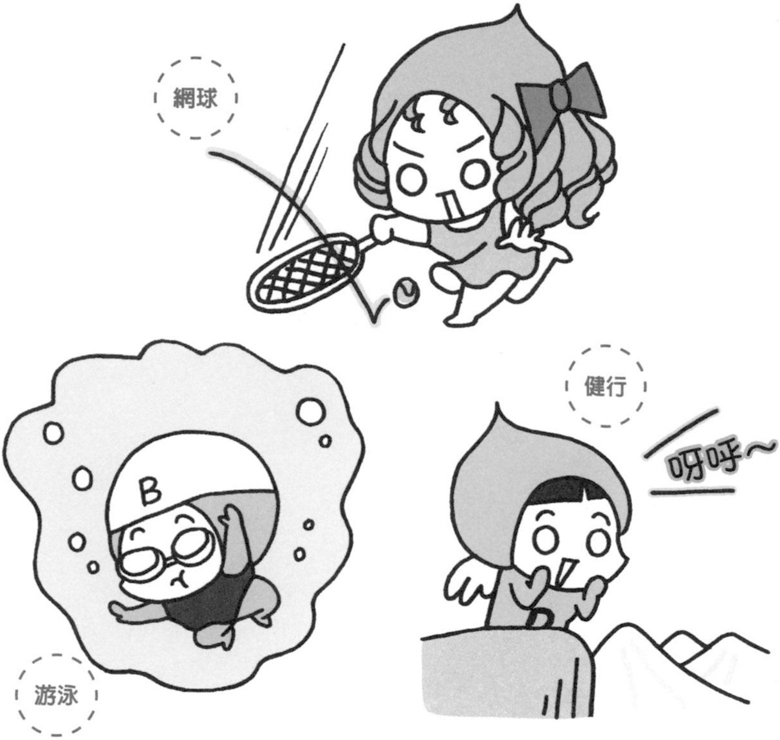

讓身心開朗的運動

可以愉快進行的運動當中，特別推薦的是「網球」。發球、跑、擊球。這種緊繃和放鬆會成為舒適的刺激，活化身體。

而像是一面欣賞風景、一面活動筋骨，能夠讓身心放鬆的「騎自行車」或「健行」等活動，也很適合B型。除此之外，也不妨試著尋找自己能夠樂在其中的運動。

舉例來說，如果要上健身房運動，也推薦「有氧舞蹈」或「游泳」。光是在水中漫步，也是一種全身運動，可望獲得良好的效果。

生活習慣 3

提高運動效果的瘦身伸展操

運動的同時，要做讓僵硬的身體放鬆的伸展操。這對所有血型都有幫助。

透過6個伸展動作，讓身體放鬆！

1

雙腳打開站立，慢慢向前彎曲

雙腳張得稍微比肩寬更寬，從站立的狀態，慢慢向前彎曲。

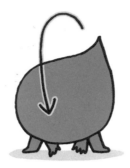

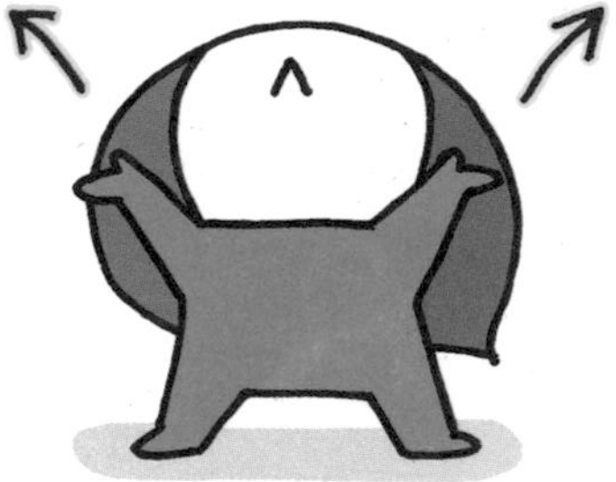

2

雙手向上，身體向後仰

從 1 的狀態，直接慢慢舉起雙手，將身體盡量向後仰。

做伸展操燃燒脂肪，打造不易發胖的體質

若能力行適合自己血型的飲食生活，體內的細胞就會活化，逐漸排出多餘的脂肪。為了使這項機能更加活絡，要進行「腰椎運動」。

這項運動的瘦身效果卓越，是伸展關節、讓肌肉伸縮的伸展運動。這種伸展運動對於提高代謝率、塑造不易發胖的體質頗有效果。此外，也建議所有人將它作為運動前的暖身運動。

3

舉起單手，彎向一旁

一隻手扠腰，另一隻手舉起貼耳，直接將身體傾向一旁。換另一邊重覆動作。

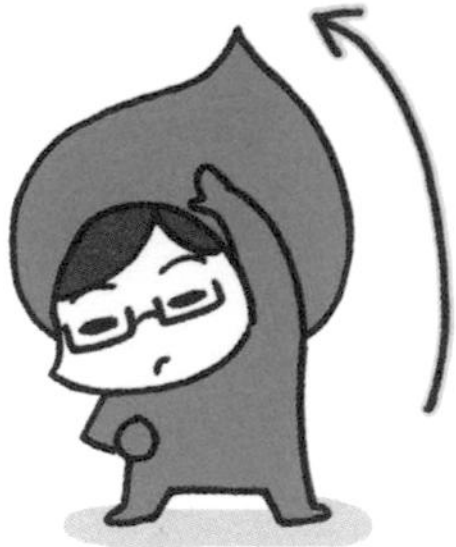

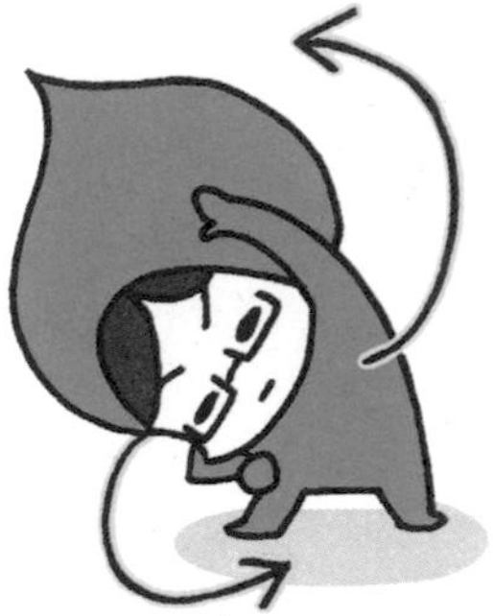

4

扭腰，身體傾向斜前方

一隻手扠腰，另一隻手舉起貼耳。手扠腰那一邊的腰部向前 45 度扭動，同時身體傾向斜前方。換另一邊重覆動作。

5

扭腰，身體傾向斜後方

一隻手扠腰，另一隻手舉起貼耳。手扠腰那一邊的腰部向後 45 度扭動，同時身體傾向斜後方。換另一邊重覆動作。

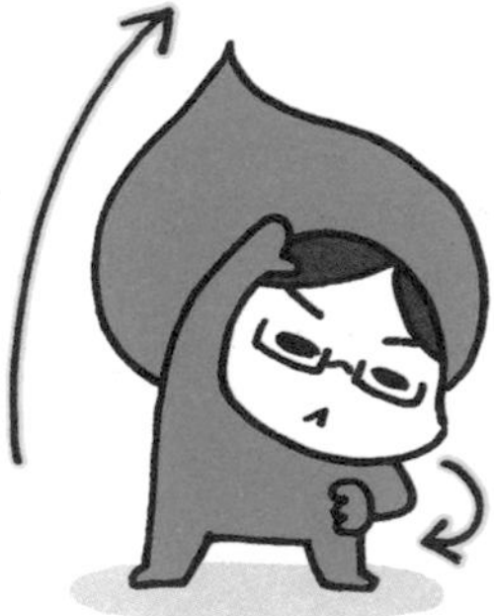

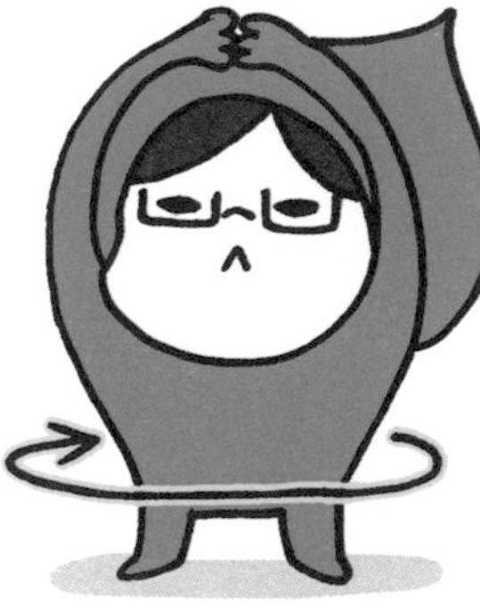

6

上半身左右扭轉

雙手在頭頂交握，上半身向右扭轉。換另一邊重覆動作。

生活習慣

4

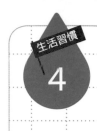

B型小將消除壓力的方法

壓力是瘦身的敵人。血型也是妥善消除壓力的關鍵。首先，要弄清自己的壓力型態。

Q：B型小將會如何感到有壓力？

A：因為能夠靈活地因應環境的變化，所以不容易感到壓力。

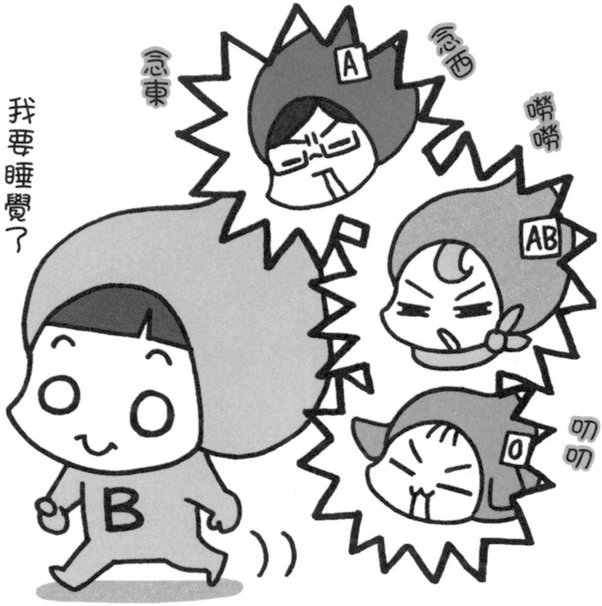

瘦身的敵人是三種壓力

壓力分成「化學性壓力」、「結構性壓力」、「精神性壓力」。而這3種壓力，正是「瘦身的敵人」。

「化學性壓力」是因為構成身體的化學成分失衡所引發。如果吃下不適合身體的食物，「化學性壓力」就會在不知不覺間累積，造成身體不適和肥胖。先前按照血型介紹的飲食方法，可以消除這種壓力。

建議B型小將採用的消除壓力法

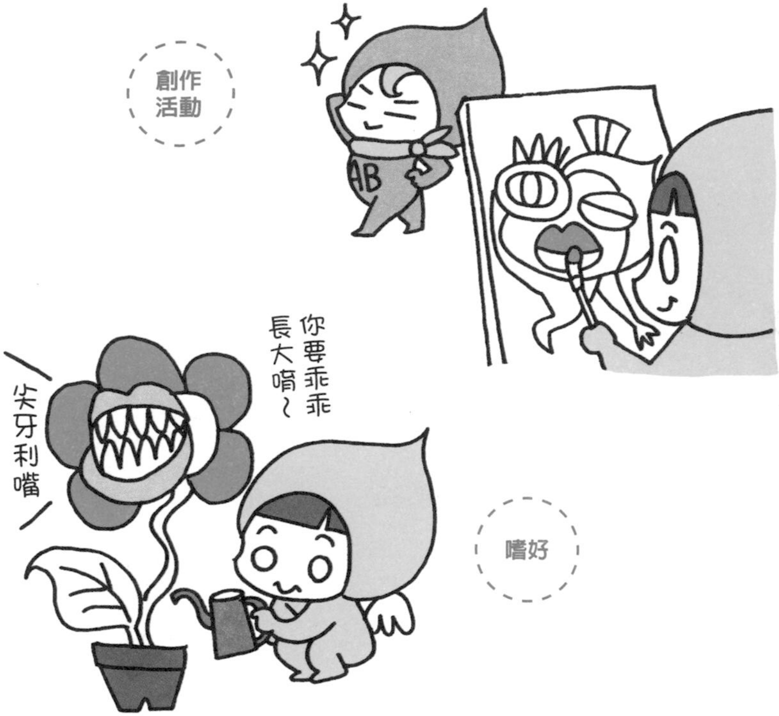

興趣與嗜好也是瘦身成功的關鍵

第二種「結構性壓力」是源自於閃到腰或頸部鞭抽症等，骨頭或肌肉等結構失衡。透過伸展操塑造正確的姿勢，能夠有效預防。

第三種「精神性壓力」是產生自人際關係或生活中感覺到的焦躁或壓力。然而，B型原本就能靈活地因應壓力。所以不必特地努力消除壓力。最好活用天生的創作天分，在日常生活中享受自己喜歡的事、擅長的事。

Column 3 小將們的瘦身發表會

1

A 型小將

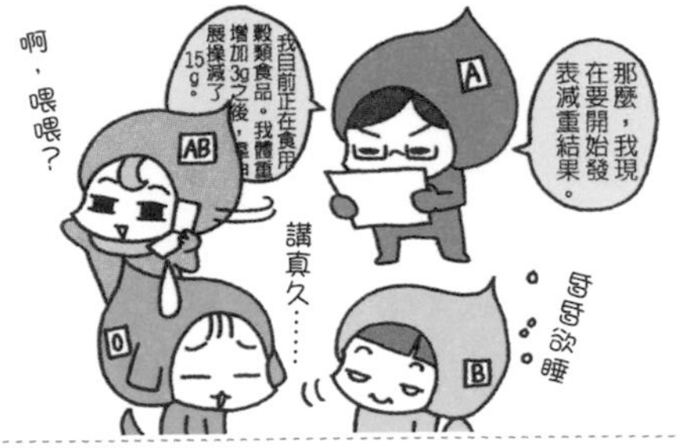
那麼，我現在要開始發表減重結果。
我目前正在食用穀類食品。我體重增加3g之後，展操減了15g。
啊，喂喂？
講真久……
昏昏欲睡

2

B 型小將

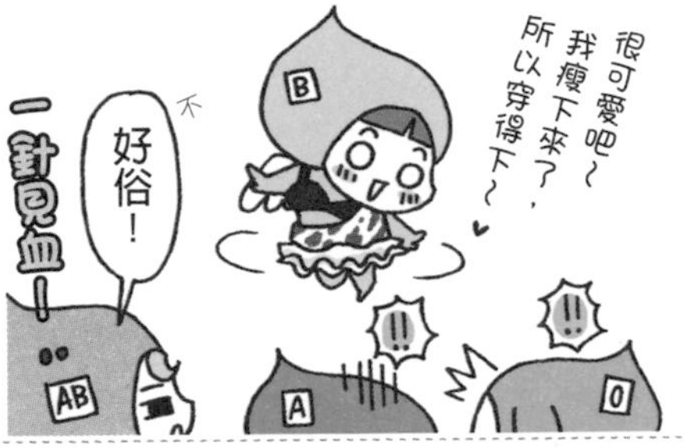
很可愛吧～我瘦下來了，所以穿得下～
好俗！
一針見血！
!!
!!

3

O 型小將

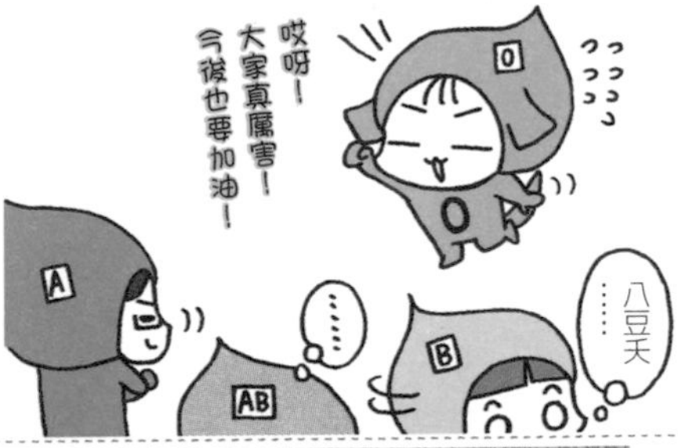
哎呀！大家真厲害！今後也要加油！
……
……八豆夭

4

A B型小將

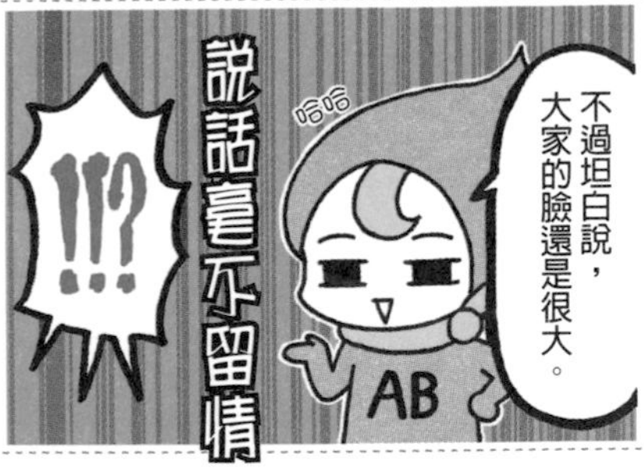
不過坦白說，大家的臉還是很大。
哈哈
說話毫不留情
!!?

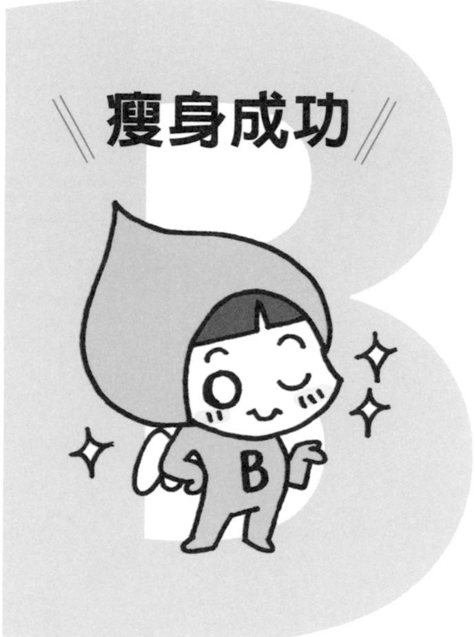
瘦身成功
B

B型小將輕盈瘦身術

作　者—中島旻保
譯　者—張智淵
責任編輯—林巧涵
執行企劃—張燕宜
美術設計—林家琪
校　對—洪麗雲

董事長
總經理—趙政岷
總編輯—余宜芳
副總編輯—丘美珍
出版者—時報文化出版企業股份有限公司
10803台北市和平西路三段二四〇號四樓
發行專線—（〇二）二三〇六—六八四二
讀者服務專線—〇八〇〇—二三一—七〇五・（〇二）二三〇四—七一〇三
讀者服務傳真—（〇二）二三〇四—六八五八
郵撥—一九三四四七二四時報文化出版公司
信箱—台北郵政七九～九九信箱
時報悅讀網—http://www.readingtimes.com.tw
電子郵件信箱—ctliving@readingtimes.com.tw
第一編輯部臉書—http://www.facebook.com/readingtimes.fans
流行生活線臉書—https://www.facebook.com/ctgraphics
法律顧問—理律法律事務所　陳長文律師、李念祖律師
印　刷—盈昌印刷有限公司
初版一刷—二〇一四年五月十六日
定　價—新台幣一四九元
行政院新聞局局版北市業字第八〇號

KETSUEKIGATA DAIETTO B-GATA SAN DIET
By NAKASHIMA Fumiyasu

Originally published in Japan by KAWADE SHOBO SHINSHA LTD. Publishers, Tokyo.
Chinese (in complex character only) translation rights arranged with
KAWADE SHOBO SHINSHA LTD. Publishers, Japan
through THE SAKAI AGENCY and BARDON-CHINESE MEDIA AGENCY.

Illustration: Chie Asai
Book Design: Erika Ito (Lilac)
Content DTP/Design: Akiko Nagasue (Lilac)
Recipe Supervisor: Honami Ueno
Editorial Cooperation: K-Writer's Club
Mayuko Kosaka

B型小將輕盈瘦身術 / 中島旻保著；
張智淵譯. -- 初版. -- 臺北市：
時報文化, 2014.05
譯自：B型さんダイエット

ISBN 978-957-13-5969-4（平裝）

1. 健康飲食 2. 血型 3. 減重 4. 健康法

411.3　　103008483